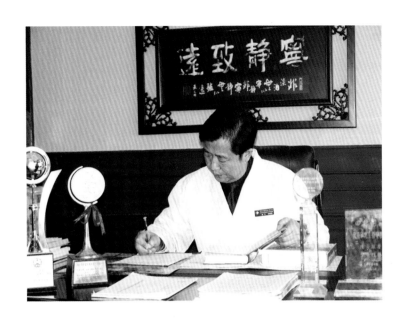

田振国名医工作室简介

　　田振国名医工作室是 2011 年国家中医药管理局确定的全国名老中医传承工作室建设项目,工作室的主要任务是传承名老中医药专家学术思想和临床经验,培养中医药传承人才。

　　田振国名医工作室自 2011 年获批建设,按项目建设要求建立了田振国传承工作室临床经验示教诊室 25m²、名老中医药专家临床经验示教观摩室 35m²、名老中医药专家资料室 55m²,在场所安排、环境布置、物品摆放、工作程式等方面体现了中国传统文化元素。并购置了电脑、投影仪,安装了网络宽带,购置了摄录机、录音笔、移动硬盘等办公及教学设备。

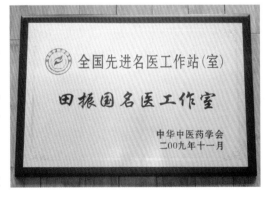

　　工作室传承队伍由 22 人组成,其中高级职称 10 人,占总人数 45.5%;中级职称 7 人,初级职称 5 人。22 人中博士 6 人,硕士 14 人,硕士及以上学历者占 90.9%,本科以上学历者达 100%;中医外科肛肠专业人数 18 人,占 81.8%。整个团队梯队结构合理,专业配置符合要求。

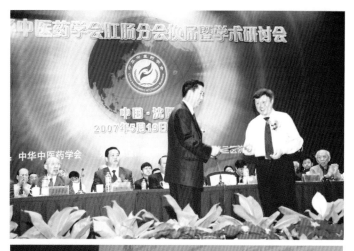

田振国教授当选中华中医药学会肛肠分会会长

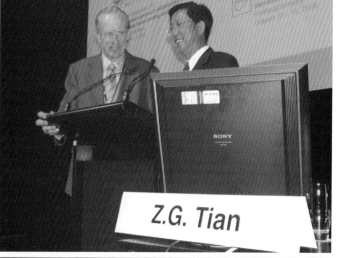

田振国教授在 151 次国际会议上做专题学术报告

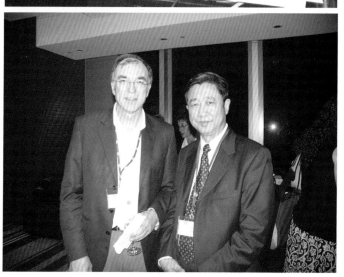

田振国教授与澳大利亚消化学会主席 Peter Gibson 交流学术

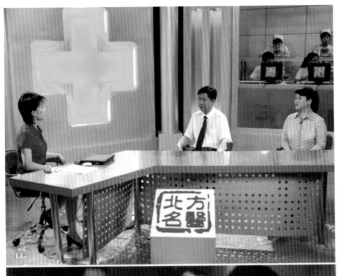

田振国教授在沈阳广播电视台《北方名医》栏目做客，为百姓普及健康科普知识

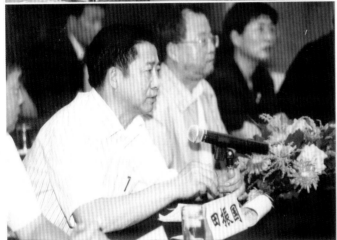

田振国教授主持辽宁省中医药学术会议

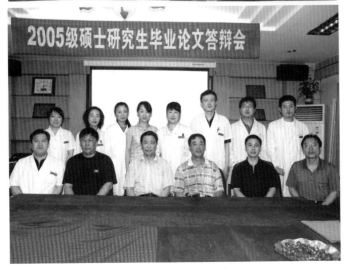

研究生论文答辩会

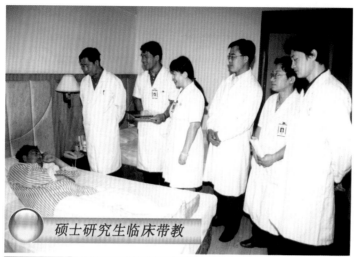

硕士研究生临床带教

田振国教授
临床带教

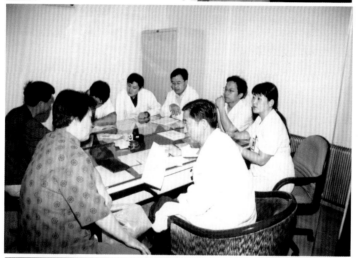

田振国教
授出诊中

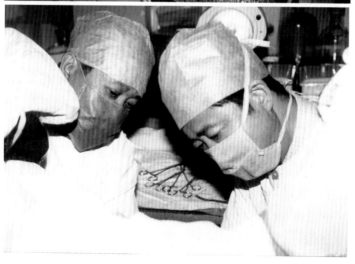

田振国教授
手术中

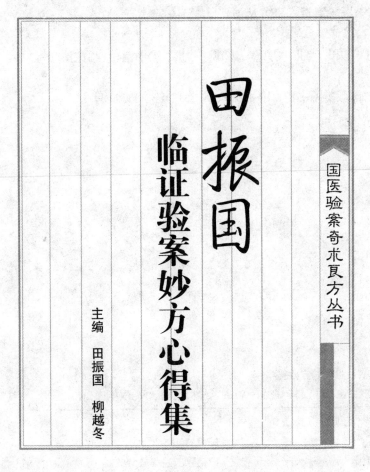

田振国

临证验案妙方心得集

国医验案奇术良方丛书

主编　田振国　柳越冬

中原农民出版社
·郑州·

图书在版编目(CIP)数据

田振国临证验案妙方心得集 / 田振国，柳越冬主编. —郑州：中原农民出版社，2015.11
（国医验案奇术良方丛书）
ISBN 978-7-5542-1295-0

Ⅰ.①田… Ⅱ.①田… ②柳… Ⅲ.①中医学-临床医学-经验-中国-现代 Ⅳ.①R249.7

中国版本图书馆 CIP 数据核字(2015)第 220069 号

田振国临证验案妙方心得集
TIANZHENGUO LINZHENG YAN'AN MIAOFANG XINDE JI

出版： 中原农民出版社
地址： 郑州市经五路 66 号　　**邮编：** 450002
网址： http://www.zynm.com　　**电话：** 0371-65751257
发行： 全国新华书店
承印： 辉县市伟业印务有限公司

投稿邮箱： zynmpress@sina.com
医卫博客： http://blog.sina.com.cn/zynmcbs
策划编辑电话： 0371-65788653　　**邮购热线：** 0371-65724566

开本： 710mm×1010mm　　1/16
印张： 11
字数： 202 千字　　　　　　**插页：** 4
版次： 2015 年 11 月第 1 版　　**印次：** 2015 年 11 月第 1 次印刷

书号： ISBN 978-7-5542-1295-0　　**定价：** 24.00 元
本书如有印装质量问题，由承印厂负责调换

编委会

序

　　学海浩瀚，独具慧眼；情系患者，匠心独运。笔者有幸师从国家级名医田振国教授，师承其衣钵 20 余年，对田老师致力于肛肠疾病及临床疑难杂症的研究，不畏艰难，矢志攻坚，视患如亲，视他人病如己有之，感受深切，印象深刻。田老师在医学科学研究中将科学实验与临床医疗紧密结合，全力探索，勇于实践，推陈出新，提升认识，辨证施治，屡起沉疴；医德高尚，深孚众望，治疗痼疾，成效卓著，知名遐迩，享誉国际，已成为中医肛肠学术领域的领军人物，影响广泛。

　　中国中医药学是一个伟大的宝库，是中华民族文化的精髓与瑰宝，是中华民族在生存、繁衍中与疾病做斗争的经验总结，具有"系统的生命科学论""个体化的诊疗方法""整体综合调节的医疗手段""融自然、人文科学于一体"的学科特色。中医治疗肛肠疾病，有着悠久的历史和丰富的经验。新中国成立后，国家倡导中西医结合，中医肛肠学科作为中医外科的分支学科，发展迅速，成就辉煌；20 世纪以来，科学技术的发展极其迅猛，冲击着医学的各个领域，包括肛肠病学在内的各个医学专门学科的理论和实践，无一不受到新理论、新观念、新方法的重新检验和评价。伴随着学科的细化，中医肛肠学科近年来逐渐从中医外科中分离出来，成为新兴的三级学科。田老师作为国家级中医肛肠重点学科的学科及学术带头人，多次强调肛肠学科属于临床学科，一定要以提高防病治病能力为目标，而不能脱离临床。

　　本书搜集整理了田振田教授从医 30 余年的典型临床医案，并随病例展示之后，在田振国老师的亲自指导下，以"按"为题，对所举具体患者罹病诊治过程、疗效、转归以及诊断治疗中的经验教训，进行理论联系实践的精心剖析。其中包含许多切实、中肯和独到的论述，言简意赅而精辟入里。妙方与心得凝聚了田老师临床思维与中医智慧，亦显出其在临床医学与科学研究中的博学精业，和发为文章著述中得心应手与画龙点睛的成熟功力。承师之学，弘师之道，期盼致力于中医事业及中医肛肠事业的有志之士，开卷有益，悟其奥妙，精益求精，普救天下，造福苍生！

柳越冬

2015 年 9 月 24 日

目 录

肛肠病辨证心得 ·· 1

腹泻 ·· 1

炎症性肠病 ·· 5

    溃疡性结肠炎 ·· 5

    克罗恩病 ·· 17

便秘 ·· 22

其他肛肠疾病 ·· 37

    痔 ··· 37

    肛门直肠周围脓肿 ·· 48

    肛瘘 ··· 55

    肛裂 ··· 60

    直肠脱垂 ·· 65

    直肠癌 ·· 72

    肛门瘙痒症 ·· 80

    肛门直肠神经官能症 ·· 85

    肛门术后疼痛 ·· 87

    肛肠病术后辨证施治十三方 ·· 90

内科杂病验案妙方 ·· 103

时行感冒（流感） ·· 103

咳嗽 ·· 104

咽痛 ·· 106

哮喘（支气管哮喘） ·· 107

心悸（心律不齐、早搏） ·· 109

胸痹（冠心病、心绞痛） ·· 111

眩晕（高血脂、高胆固醇、动脉硬化） ································ 113

头痛（神经性、血管性头痛） ·· 114

厥阴头痛 ……………………………………………………… 116

失眠（痰热内扰） ………………………………………… 117

失眠（肝郁化火） ………………………………………… 118

高血压（肝阳上亢证） …………………………………… 120

郁证（抑郁症） …………………………………………… 121

癫证（精神分裂症） ……………………………………… 123

呕吐 ………………………………………………………… 125

胃脘痛（萎缩性胃炎） …………………………………… 126

胃脘痛（胃、十二指肠溃疡） …………………………… 128

水湿泻（慢性、急性腹泻） ……………………………… 129

肋痛（急性黄疸性肝炎） ………………………………… 131

脂肪肝（早期肝坏死） …………………………………… 133

臌胀（肝硬化腹水） ……………………………………… 134

肝癌 ………………………………………………………… 136

疲劳综合征（神经亏损） ………………………………… 137

慢性肾炎 …………………………………………………… 138

痛风（尿酸增高） ………………………………………… 139

石淋（肾、尿路结石） …………………………………… 140

小儿夜尿症（5～15岁） ………………………………… 142

糖尿病（期）肾功能异常 ………………………………… 143

阳痿早泄 …………………………………………………… 144

痒疹 ………………………………………………………… 145

荨麻疹 ……………………………………………………… 146

湿疹 ………………………………………………………… 147

牛皮癣（银屑病） ………………………………………… 149

小儿湿疹（3～10岁） …………………………………… 150

脱发 ………………………………………………………… 151

尖锐湿疣 …………………………………………………… 152

口疮 ………………………………………………………… 153

眼球结膜炎（红眼病） …………………………………… 154

淋巴结结核（淋巴腺炎） ………………………………… 154

痛经 ………………………………………………………… 155

崩漏 ………………………………………………………… 157

闭经 ………………………………………………………… 158

习惯性流产 ··· 159

乳腺增生 ··· 160

乳腺癌 ··· 161

肺癌（肺热阴虚证） ·· 162

肺癌（湿聚痰凝证） ·· 163

3

肛肠病辨证心得

腹 泻

　　腹泻亦称"泄泻",是指排便次数增多,粪便稀薄,或泻出如水样。古人将大便溏薄者称为"泄",大便如水注者称为"泻"。腹泻是由各种原因导致脾胃运化失常,或元气不足,脾肾虚衰所致。本病一年四季均可发生,但以夏、秋两季多见。本病可见于多种疾病,临床分为急性泄泻和慢性泄泻两类,前者是指腹泻呈急性发病,历时短暂,而后者一般是指腹泻超过 2 个月者。

　　泄泻多见于西医学的急慢性肠炎、肠易激综合征、过敏性肠炎、溃疡性结肠炎、肠结核等。西医学认为腹泻可由多种原因引起,当摄入大量不吸收的高渗溶质,使体液被动进入肠腔时,可导致渗透性腹泻;由于胃肠道水与电解质分泌过多或吸收受抑制而引起分泌性腹泻;当肠黏膜完整性因炎症、溃疡等病变而受到破坏时,造成大量渗出而形成渗出性腹泻(炎症性腹泻);当胃肠运动关系到腔内水电解质与肠上皮接触的时间缩短时,直接影响到水的吸收,形成胃肠运动功能异常性腹泻。

　　1. 辨证分型

　　(1)急性泄泻:

　　症状:发病势急,病程短,大便次数显著增多,小便减少。兼见大便清稀,水谷相混,肠鸣胀痛,口不渴,身寒喜温,舌淡,苔白滑,脉迟者,为感受寒湿之邪;便稀有黏液,肛门灼热,腹痛,口渴喜冷饮,小便短赤,舌红,苔黄腻,脉濡数者,为感受湿热之邪;腹痛肠鸣,大便恶臭,泻后痛减,伴有未消化的食物,嗳腐吞酸,不思饮食,舌苔垢浊或厚腻,脉滑者,为饮食停滞。

　　(2)慢性泄泻:

　　症状:发病势缓,病程较长,多由急性泄泻演变而来,便泻次数较少。兼见大便溏薄,腹胀肠鸣,面色萎黄,神疲肢软,舌淡,苔薄,脉细弱者,为脾虚;嗳气食

1

肛肠病辨证心得

少,腹痛泄泻与情志有关,伴有胸胁胀闷,舌淡红,脉弦者,为肝郁;黎明之前腹中微痛,肠鸣即泻,泻后痛减,形寒肢冷,腰膝酸软,舌淡,苔白,脉沉细者,为肾虚。

2. 田老师治腹泻临证经验(《辽宁中医杂志》)

《医宗必读》为明代李中梓所著,其卷之七在总结前人治疗泄泻经验的基础上提出了著名的治泄方法,即"淡渗""升提""清凉""疏利""甘缓""酸收""燥脾""温肾""固涩"。田振国老师从医30余年,常用其法治疗泄泻,临床收效颇佳。

(1)明其理,以法为纲,不可拘泥于字表:《医宗必读》九法都以两字概之,然其内涵甚广,临证时,须先明其理,才可应用。如疏利之法,《医宗必读》中云:"一曰疏利,痰凝气滞;食滞水停,皆令人泄,随证祛逐,勿使稽留。经云:实者泻之。又云:通因通用是也。"可见,疏利就包括了燥湿化痰、疏肝理气、消食导滞、攻逐水饮等多方面。田老师根据临床经验又加入了活血化瘀等法,进一步丰富了其内涵。

(2)组合应用取长补短:《医宗必读》九法可大致分为治标与治本两类,治标如淡渗、甘缓、酸收、固涩,治本如燥脾、温肾、清凉、疏利。治标常可迅速止泻,以防过泻伤正,而治本则可从根本上瓦解病因,防止闭门留寇。故临床上常须多法组合,以奏万全。

(3)与脏腑辨证相结合:泄泻其本在脾,其他脏腑失调若影响到脾的运化,也可致泄泻。故临证时要注意脏腑的病机变化,以适时选用疏利、燥脾、温肾等法。

(4)与药物的选择相结合:田老师用《医宗必读》九法,很注重选药,如淡渗常用白术、茯苓、砂仁、薏苡仁、车前子、滑石;疏利常用神曲、山楂、陈皮、莱菔子、半夏;温肾常用补骨脂、肉桂、附子;固涩用赤石脂、炒诃子、石榴皮、肉豆蔻等。

(5)与病情相结合:《医宗必读》九法应用时,不可泥古刻板,而应与病情相结合,如酸收、固涩等法适用于久泻,但泄泻初起则需慎用,《儒门事亲》指出:"当先论其本,以攻去其邪,不可执一以涩,便为万全也。"淡渗、清凉之法,久泻用之须中病即止,不可妄发分利,过用苦寒,以免劫其阴液,耗伤脾阳。

(6)审症求因,从五脏辨治五更泄泻(《辽宁中医院大学学报》):"五更泄泻"作为一个病名最早见于明代著名医学家龚廷贤的《寿世保元》,因为每于天未亮以前,必腹泻一次或多次,其余的时间不泻,故名五更泄泻。泄泻之病位虽在肠,与五脏失调也不无联系,其病机复杂,临床治疗当明辨证因。田振国老师结合现代学者张晓峰等对于五更泄泻的病因病机、治法、方药等诸方面所提出的理论与见解,提出"从脏论治五更泄泻"。

1)命门火衰,温肾暖脾:肾居下焦,职司开合,且为胃关。临床中患者多因泄泻日久,而累及肾阳,命门火衰,釜底无薪,火不暖土,脾胃亦失于温煦,黎明之前阴寒较盛,阳气亏虚难以生发,则下行作泄,其临床表现为:黎明之时肠鸣腹泻,小腹冷痛,便稀清冷,腰膝冷痛,神疲乏力,舌淡,苔白,脉沉迟细等。此证型较为多见。患者若无病邪积滞,治宜温肾助阳,暖脾止泻,方选四神丸加减。本方四味温药相伍为用,治疗脾肾虚寒之五更泄泻,功效神奇迅速。田老师在治疗中多随证加入党参、白术、茯苓、山药等健脾之品,并且用量在20~30g,旨在旺脾健运;如有体虚配用黄芪、升麻、柴胡等益气升阳。田老师秉承历代医家之精髓,认为督脉总督一身之阳,通补督脉可令阳回,故惯用赤石脂、淫羊藿、菟丝子等壮督之品敷布命门之火,收效显著。

2)木邪干土,抑肝扶脾:《张聿青医案》记载"肝病亦有至晨而泄者,以寅卯属木,木气旺时,辄乘土位也"。黎明之时,在天为春,其应在肝,少阳之气萌动,其性疏泄。饮食入胃,全赖肝气疏泄功能,水谷才能得到运化。如果肝失条达,横逆乘脾,脾失健运,清气不升,郁则生湿,湿郁致泻。临床中此型腹泻,大都由于脾气素虚,或本有湿滞内停,以情绪抑郁为诱因而发病。如同张景岳所云:"凡遇怒气便作泄泻者,必先以怒时夹食,致伤脾胃,故但有所犯,即随触而发,此肝脾二脏之病也。"其泄泻特点为胸胁痞闷,嗳气乏力,食欲不振,黎明腹中胀痛,肠鸣欲泻,泻后痛减,便中多夹带泡沫,舌淡,苔薄白,脉弦。治宜抑肝扶脾,理气升清,方选痛泻要方加味。田老师治疗以此方为基础加减,配以厚朴、木香、青皮等平肝理气药;山药、扁豆等健脾和胃药;并加入升麻、葛根、柴胡等升阳除湿药,取其"下者举之""风能胜湿"之意,在治疗慢性结肠炎、慢性非特异性溃疡性结肠炎等疾病时均取得了良好的疗效。

3)脾虚湿困,利湿健脾:《素问·阴阳应象大论》指出"湿盛则濡泻"。《素问·至真要大论》"诸湿肿满,皆属于脾"。将湿病归于脾,可见脾虚湿盛是泄泻的病理基础。黎明之时是阴盛极而阳将升之际,腹泻日久,伤及脾阳,中虚脾弱,湿滞内停,而湿为阴邪,脾阳被遏不胜阴湿,水湿当升不升下趋大肠而作泻。其临床主症:大便稀溏,泻下清稀,腹满肠鸣,食欲不振,面色萎黄,形寒肢冷,舌淡胖,苔白腻,脉细弱濡缓等。脾为喜燥恶湿之脏,治宜健脾利湿。田老师在治疗本证时独采用缪仲淳的资生丸加减,既无参苓白术散之补滞,又无香砂枳术丸之燥消。方由党参、白术、薏苡仁、茯苓、焦三仙、陈皮、黄连、柴胡、泽泻、藿香、扁豆、山药、滑石、甘草等组成,既保留了健脾助运的功效,又因增添了滑石等利水渗湿药而加强了其"利小便以实大便"的功效,临床多能应手。

4)饮留胃肠,攻下逐饮:张仲景云"水渍入胃,必作利也"。饮为阴邪。若有形之饮,留结于胃肠之间,寅卯之时,阳气升发之际,气动饮行,正邪相争,留饮欲去则下迫作泻。辨证要点为晨泻日久,脘腹或胀或痛,泻后即减,减而复痛,胸膈痞闷,肢体困倦,舌淡,苔白润,脉沉伏,或弦或滑。现代名医衣震寰曾治一女患者,因产后缺乳,自用红糖、猪脂等顿服,后患腹泻,现消瘦羸弱,轻度浮肿,晨起即泻,日三五次,且心下满痛,辘辘有声,短气,口干不饮,上半身自汗,舌淡,苔白滑,脉沉伏。3年来,中西医多法治疗无效。衣震寰用峻下留饮之法,予以甘遂半夏汤1剂,2小时后泻下脓痰水样便,后服先前无效的健脾利湿和胃之剂速效。田老师在临床治疗借鉴这一思路,确收成效。

5)瘀血内结,祛瘀整肠:多种原因所形成的瘀阻肠络同样可以导致五更泄泻的发生。正所谓津血同源,血不利则为水。瘀血阻滞肠络,气机不利,津行必然受阻,则化为水。五更时分,阴极水旺,与粪混杂而下作泻。其特点为黎明之时,腹部刺痛,痛有定处,按之痛甚,晨起必泻,泻后有不尽之感,口干不欲多饮,面色晦滞,舌质紫暗,脉弦涩。田老师认为临床中只要见此主症,依据王清任的活血祛瘀之法,选用膈下逐瘀汤或少腹逐瘀汤加减,必效无疑。

6)食滞肠胃,消导化积:食积腹泻,临床常见。而以五更泄泻为表现者较少。其机制为素体阳虚之人,因饮食失调,过食、暴食,影响了脾胃的运化功能,食积于中,黎明之时,阳气不得升发,故下泄于肠。其临床辨证为晨起腹泻,泻物酸腐,多夹不消化事物,泻后觉舒,嗳腐吞酸,恶心呕吐,脘腹胀痛,不思饮食,苔腐腻,脉沉。田老师认为此症多积久而化热,临床治疗中,如果热象不显著,可用保和丸加减,酌加麦芽、鸡内金等;热象显著者,以枳实导滞丸合小柴胡汤加减。

7)酒积致泄,解酒除湿:长期饮酒之人,易败伤脾胃。酒性湿热,下注大肠,湿性属阴。热乃阳邪,寅卯之时。阴盛阳升,遂湿更猖獗,热亦随之,阴阳相搏,气机逆乱,腹中作痛,大肠传导失司,则发为泄泻。酒性热,气味芳香,治其湿宜从其性,因势利导,芳香宣化。湿偏盛者,葛花解酲汤加味;热偏盛者,茵陈白芷汤加味。治疗中须标本兼顾,使湿热去而脾气升,酒毒解而泻自停。

临床中,以上泄泻患者多兼有气滞、湿阻、瘀血、食积等标症,即使是脾肾阳虚证患者,如果细查其症,往往也会伴有腹痛且胀、泻后减轻或便下酸腐等。从"陈莝去而肠胃洁"立法,在"见是证用是药"的同时,加入少量通泻药予以通腑。取源远流长、积去泻止之意。起效后,可通涩等量合用,有互制互济、相反相成之功。

 温肾,燥脾,固涩治泄泻

马某,男,18岁。2005年8月7日初诊。自述2个月来,每日于晨起(4~5点)后排便2~3次,日间无排便,或增加1~2次,便质稀,不成形,无黏液脓血,无特殊臭味,无便不尽感,便前无明显肠鸣腹痛,饮用冷食后加重。平素常有脐周隐痛,饮食后常有饱胀感。曾服用喹诺酮类抗生素及健脾类中药,效果不明显。查:舌质淡,苔薄白,尺脉稍弱。诊断为脾肾阳虚泄泻,运用温肾,燥脾,固涩等法。

处方:补骨脂15g,附子15g,吴茱萸15g,肉豆蔻15g,肉桂15g,白术20g,炒诃子20g,赤石脂20g,草果仁15g,桂枝15g,淫羊藿20g,山楂20g。

8月10日二诊:自述服用上药2剂,出现排便次数增多,每日6～10次,每于便前腹中肠鸣,大便呈水样,上方加用疏利法。

处方:补骨脂20g,附子10g,肉豆蔻10g,陈皮15g,川楝子15g,莱菔子10g,砂仁10g,党参20g,茯苓20g,白术20g,赤石脂15g,炒诃子20g,神曲15g,淫羊藿20g。

8月17日三诊:服用上药6剂,大便次数较前明显减少,每日2～4次,便质改善,但仍不成形。遂以前方原意加减,再服12剂。

8月31日四诊:患者已基本痊愈,大便每日1～2次,粗软成形。

按:患者腹泻,饮冷食后加重,伴有脐周隐痛,为脾阳虚之证。脾阳虚,升清无力,水湿不化,下渗为泄,故当用燥脾法,以白术、草果仁等燥湿健脾,温中止泻。晨4～5点,正值黎明之际,阴气盛极,阳气未复,肠中腐秽欲去,若脾阳本虚,蒸化无力,或肾阳亦虚,脾无温煦,清气不升则发腹泻。肾阳为一身阳气之根本,肾阳不温,则脾阳无助,如釜底之无薪,故当以附子、肉桂、淫羊藿温肾固涩止泻。然初诊后,出现肠鸣、水样便,今脾肾之阳得补,脾的升清能力增强,清阳欲升,但气机不畅,清气不能上行,与肠中腐秽相搏,急转而下,则肠鸣,水泻。此时,非固涩所能及也,而应用以疏利,通畅气机,使清气上行而愈。

特别提醒:注意饮食卫生,不暴饮暴食,不吃腐败变质食物,不喝生水等。泄泻患者饮食要清淡易消化,不宜吃甜、冷、肥腻的食物。进食某些食物后会引起泄泻者,应忌食。慢性泄泻患者,应加强锻炼,以增强体质,如体操、太极拳、气功等。对于急性泄泻者,卧床休息,减少活动,泄泻后要注意防止患者虚脱。

炎症性肠病

溃疡性结肠炎

溃疡性结肠炎是一种病因尚不十分清楚的结肠和直肠慢性非特异性炎症性疾病,病变局限于大肠黏膜及黏膜下层。病变多位于乙状结肠和直肠,也可延伸

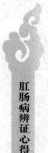

至降结肠,甚至整个结肠。病程漫长,常反复发作。本病见于任何年龄,但20~30岁最多见。

在祖国医学文献中,虽然没有溃疡性结肠炎这个病名记载,但与"痢疾""肠风""便血"病症相类似。

本病在《素问·通评虚实论》中,称为"肠澼"。在《金匮要略·呕吐哕下利病脉证治》中有"热利下重者,白头翁汤主之""下利便脓血者,桃花汤主之"之说,故以"下利"称之。《诸病源候论·痢病诸候》中又称为"赤白痢""血痢""脓血痢""热痢"等病名。病程较长者称之为"久痢",时愈时止的称为"休息痢"。宋代以前还有称为"带下"者。金元时期已知本病能相互传染,因而有时称"疫痢"。如《丹溪心法·痢九》指出:"时疫作痢,一方一家之内,上下传染相似。"《医宗必读·痢疾》提出的治法"须求何邪所伤,何脏受病,如因于湿热者,去其湿热;因于积滞者,去其积滞;因于气者,调之;因于血者,和之。新感而实者可以通因通用;久病而虚者,可以塞因塞用"。此论述既包括现代医学细菌性痢疾,又包括溃疡性结肠炎的辨证施治。从发病机制、临床主症和发病规律三方面来看,溃疡性结肠炎最近似于中医的休息痢。

1. 病因病机

中医学认为脾胃功能障碍是本病发生的主要因素。明·张介宾在《景岳全书·卷二十四·泄泻》曰:"泄泻之本,无不由于脾胃。盖胃为水谷之海,而脾主运化,使脾健胃和,则水谷腐熟,而化气化血以行营卫。"明·赵献可《医贯·泄利并大便不通论》中论到:"脏腑泻利,其证多端,大抵皆因脾胃而作。"《中藏经·论脾脏虚实寒热生死顺逆脉证之法第二十六、二十七》曰:"不及,则令人中满不食,乏力……溏泄不时,梦中饮食……滑泄不止……胃者,腑也,虚则肠鸣胀满,引水,滑泄……胃中风则溏泄不已。"充分说明了本病与脾胃的密切关系。外感六淫、饮食不节、情志失调、禀赋不足等因素均可损伤脾胃功能而引发本病。

(1)感受外邪:六淫之邪皆与溃疡性结肠炎的发病有关,以寒、湿、暑、热等因较为多见,其中又与湿邪的关系尤为密切。脾脏喜燥而恶湿,湿邪最能引起本病。《难经》谓"湿多成五泄"。《杂病源流犀烛·泄泻源流》云:"湿盛则飧泄,乃独由于湿耳。不知风寒热虚,虽皆能为病,苟脾强无湿,四者均不得而干之,何自成泄? 是泄虽有风寒热虚之不同,要未有不源于湿者也。"指出其他寒邪或暑热之邪,往往与湿邪相兼,直接影响于脾胃,使脾胃功能障碍,大肠传导功能紊乱,清浊混杂而下,见腹泻、腹痛、黏液脓血便、里急后重等。

(2)饮食所伤:《素问·太阴阳明论》云"饮食不节,起居不时者,阴受之……阴受之则入五脏……入五脏则膜满闭塞,下为飧泄,久为肠澼"。饮食不节,宿食内停;过食肥甘厚味,呆胃滞脾;嗜酒伤中,酿生湿热;过食生冷,损伤脾阳,皆可使脾胃传导失职,升降失调,以致水湿内停,气血凝滞,与肠中腐浊之气相搏,发为腹痛、腹泻。正如《症因脉治·内伤泄泻》所谓:"饮食自倍,膏粱纵口,即胃泻也;损伤脾胃,不能消化,则成食积泄泻之证。"《景岳全书·泄泻》云:"若饮食失节,起居不时,以致脾胃受伤,则水反为湿,谷反为滞,精华之气不能输化,乃至合污下降而泻痢作矣。"明·戴思恭《秘传证治要诀及类方·卷之二·诸伤门》中云"伤食泻,伤于生冷油腻。停滞膈间。脾气不温。食难消化。或多餐糯食。及一切非时难化之物"。既言伤食泻病因又言其病机,指出了饮食所伤与本病的密切联系。

(3)情志失调:《素问·举痛论》曰:"怒则气逆,甚则呕血及飧泄。"《素问·调经论》亦曰:"志有余则腹胀飧泄。"肝喜条达而恶抑郁,平时脾胃素虚,复因情志影响,忧思恼怒,精神紧张,可导致肝气郁结,横逆犯脾,导致脾失健运,运化功能失常,湿滞肠胃,日久气血壅滞,损伤脉络,化为脓血而便下赤白黏液。正如《景岳全书·泄泻》所云:"凡遇怒气便作泄泻者,必先以怒时挟食,致伤脾胃,故但有所犯,即随触而发,此肝脾两脏之病也。盖以肝木克土,脾气受伤而然。使脾气本强,即有肝邪,未必能入,今既易伤,则脾气非强可知矣。"清·罗国纲《罗氏会约医镜·泄泻》云:"相木侮土,土亏不能制水,其病在肝,宜平肝乃可补土。"均说明情志失调是溃疡性结肠炎发病的一个主要因素。

(4)脾胃虚弱:《素问·脏气法时论》云"脾病者……虚则腹满肠鸣,飧泄食不化"。脾主运化,胃主受纳,若因长期饮食失调,劳倦内伤,久病缠绵,均可导致脾胃虚弱,升降功能失调,不能受纳水谷和运化精微,水谷停滞,清浊不分,混杂而下。《素问·风论》中曰:"胃风之状,颈多汗恶风,食饮不下,隔塞不通,腹善满,失衣则膜胀,食寒则泄,诊形瘦而腹大。"朱丹溪在《金匮钩玄·泄泻从湿治有多法》中云:"得此证者,或因于内伤,或感于外邪,皆能动乎脾湿。脾病则升举之气下陷,湿变下注,并出大肠之道,以胃与大肠同乎阳明一经也。"明·张介宾在《景岳全书·泄泻》中阐述了脾虚泻的病机,并辨证地论述了虚与泻的关系:"脾强者,滞去即愈,此强者之宜清宜利,可逐可攻。脾弱者,因虚所以易泻,因泻所以愈虚,盖关门不固,则气随泻去,气去则阳衰,阳衰则寒从中生,固不必外受风寒,始谓之寒也。"可见脾胃功能障碍在溃疡性结肠炎发病中具有重要地位。

(5)肾阳虚衰:《景岳全书·泄泻》云"肾为胃关,开窍于二阴,所以二便之开闭,皆肾脏之所主。今肾中阳气不足,则命门火衰……阴气极盛之时,即令人洞泄不止也"。肾阳与脾阳密切相关,命门之火能帮助脾胃腐熟水谷,助肠胃消化吸收。如久病损伤肾阳,或年老体衰,阳气不足,脾失温煦,运化失常而成本病。正如《类证治裁·论肾泄》所云:"肾中真阳虚而泄泻者,每于五更时,或天将明,即洞泄数次,此由丹田不暖,所以尾闾不固,或先肠鸣,或脐下痛,或经月不止,或暂愈复作,此为肾泄。盖肾为胃关,二便开闭,皆肾脏所主。今肾阳衰,则阴寒盛,故于五更后,阳气未复,即洞泄难忍。"

(6)血瘀肠络:叶天士云"初病湿热在经,久病瘀热入络""其初在经在气,其久入络入血",所谓"久主络",病久入络,湿热、寒凝等邪壅塞肠络,气血与之相互搏结,肠道传导失司,损伤肠络,气滞血瘀而发病。故王清任《医林改错》云"腹肚作泻,久不愈者,必瘀血为本";"泻肚日久,百方不效,是总提瘀血过多"。《证治汇补·痢疾》中提到"恶血不行。凝滞于里。侵入肠间而成痢疾",指出瘀血阻络亦为溃疡性结肠炎发生的一个主要因素。

总之,本病的病位在大肠,发病及病机关键在脾肾,其主要病机为脾虚湿滞、气血瘀滞。在急性期、活动期主要为湿热,久则肠络腐败,化为脓血。缓解期多邪退正虚、虚实夹杂、脾虚为主或脾肾两虚、阴血亏虚,兼见邪气、血瘀肠络为局部病理改变,从而更使本病迁延难愈。

2. 辨证论治

(1)湿热内蕴证:

症状:腹泻黏液脓血便,里急后重,舌苔黄腻,脉滑数或濡数。可兼有肛门灼热,身热,腹痛,口苦口臭,小便短赤等。

肠镜下常见:肠黏膜出血糜烂,溃疡形成,周边红肿,表面有脓苔。

治法:清热解毒,调和气血。

方药:白头翁汤加减。

(2)气滞血瘀证:

症状:腹痛泻下脓血,血色紫暗或黑便,腹痛拒按,嗳气食少,胸胁腹胀,舌质暗紫有瘀点,脉弦涩。

肠镜下常见:肠黏膜粗糙呈颗粒状或有息肉生成。

治法:活血散瘀,理肠通络。

方药:膈下逐瘀汤加减。

(3)脾胃虚弱证:

症状:腹泻便溏,粪有黏液或少许脓血,食少纳呆,食后腹胀,舌质淡胖大或有齿痕,苔薄白,脉细弱或濡缓。可兼有腹胀肠鸣,腹部隐痛喜按,肢体倦怠,神疲懒言,面色萎黄。

肠镜下常见:肠黏膜水肿充血明显,肠黏膜溃疡表浅,周边红肿不明显,表面有白色分泌物,肠黏膜粗糙,呈颗粒状。

治法:益气健脾,祛湿止泻。

方药:参苓白术散加减。

(4)脾肾阳虚证：

症状：久泻不愈，大便清稀或完谷不化，腰膝酸软，食少纳呆，舌质淡胖大有齿痕，苔白，脉细沉。可兼有五更泄、脐中腹痛，喜温喜按，形寒肢冷，腹胀肠鸣，少气懒言，面色苍白。

肠镜下常见：肠黏膜充血水肿明显，黏膜表面溃疡表浅，周边红肿不明显，表面附着白色分泌物。

治法：温补脾肾，涩肠止泻。

方药：四神丸加减。

(5)肝郁脾虚证：

症状：腹痛即泻，泻后痛减，大便稀烂或黏液便，胸胁胀闷，舌质淡红，苔薄白，脉弦或细。可兼有喜长叹息，嗳气不爽，食少腹胀，矢气较频。

肠镜下常见：肠黏膜轻度充血水肿，或有少许黏液。

治法：疏肝理脾，化湿止泻。

方药：痛泻要方加减。

3. 田振国老师临证心得

(1)湿热内蕴证：田老师认为，溃疡性结肠炎多由于先天禀赋不足，感受湿热邪气所致。阳胜者，感湿热之气，或湿从热化而生，湿热内蕴。如《湿热经纬·薛生白湿热病篇》言："湿热病，属阳明太阴经者居多……中气实则病在阳明，中气虚则病在太阴。湿热阻滞，相互搏结，腑气不通，气血瘀滞，损伤肠络，化为脓血而下痢赤白。"

症状：腹泻便溏，大便有黏液或者少量脓血，食后腹胀，纳差，肢体倦怠，神疲懒言，舌质淡胖或见齿痕，苔薄白，脉细弱或濡缓。

治法：清热利湿，调气行血。

方药：通腑宁颗粒（厚朴、甘草、黄柏、山楂、川贝、吴茱萸、天花粉、芦根、白芍、滑石、木香、延胡索、胡黄连）。

根据"腑病以通为用，腑病以通为补"的理论，方中运用厚朴以行气燥湿，使其为君药，使下焦气机通畅，腑气沉降；配以木香与延胡索行气止痛，与温中散寒的吴茱萸合为臣药；佐以胡黄连、黄柏、芦根、天花粉、滑石等清热燥湿之剂。方中山楂及延胡索均有活血化瘀的作用，亦可消食导滞。甘草与白芍相配伍，取其芍药甘草汤之意，敛阴止痛，甘草又可调和诸药，为方中佐使。固本为主，健脾益气，祛邪利湿为标，标本兼顾，寒热并用，寒热平调，调理气血，厚肠止泻。

田振国老师认为，湿热致病较常见，应当仔细与寒湿之证区分。下痢赤多白少，里急后重明显，口渴喜冷饮，舌红，苔黄腻多为湿热蕴结，可用葛根芩连汤加减。下痢赤白黏液，白中兼赤，身头困重，口淡乏味，头身困重，多为脾胃受寒，邪困脾土,脾失健运,湿从寒化,气血凝滞,舌苔薄白者,应用藿香正气散加减;湿邪较重,小便不利,苔白厚腻者,用胃苓散加减。

(2)脾肾阳虚证:脾主运化升清,脾气虚弱,清气不升,化生内湿,清气在下,则生泄泻;年老体弱,肾气不足;久病之后,肾阳受损;房事无度,命门火衰,脾失温煦,运化失职,水谷不化,而成泄泻。且肾为胃之关,主司二便,若肾气不足,关门不利,则大便下泄。溃疡性结肠炎可归于"腹痛""泄泻""痢疾""便血""脏毒"等疾病范畴。《景岳全书·泄泻》指出:"肾为胃关,开窍于二阴,所以二便之开阖,皆肾脏之所主,今肾中阳气不足,则命门火衰……阴气极盛之时,即令人洞泄不止也。"田老师认为本病病位在肠,外感六淫与内伤饮食情志等最终都将导致肠中气机不畅,则大肠传导失职,气血瘀滞肠腑,脾肾阳虚是基本病机,瘀血阻滞则导致本型久病不愈且易反复发作。

症状:久泄不愈,大便清稀或顽固不化,腰膝酸软,食少纳差,舌质淡胖或有齿痕、苔白润,脉沉细或尺弱。

治法:通调气血,平调寒热,厚肠止泻。

方药:自拟方。

口服方:木香15g,炮姜10g,炙香附15g,秦皮15g,甘草15g,肉桂15g,白芍30g,五味子15g,淫羊藿15g,延胡索15g,黑附子15g,吴茱萸15g。

脾肾阳虚证溃疡性结肠炎,治疗常法为温肾健脾,固肠止泻。刘河间云:"行血则便脓自愈,调气则后重自除。"田老师认为,任何疾病最佳的治疗无疑是针对病因病机的治疗,在本病中尤其重视气血运行失常在该病中的地位和作用,治疗脾肾阳虚证溃疡性结肠炎,采用通调气血、平调寒热、厚肠止泻之法。木香,功擅调中宣滞,行气止痛,配以黑附子、肉桂、淫羊藿,功擅温阳逐寒止痛,且淫羊藿功擅补肾壮阳,炮姜长于温经止血,炙香附善于疏肝理气止痛,吴茱萸苦热,秦皮苦寒,五味子酸涩,故而燥湿止痛止泻。延胡索与白芍止腹痛之力相得益显。

加减:腹痛者加小茴香、川楝子;大便滑脱不禁加赤石脂、石榴皮;脱肛加升麻、柴胡。

4. 田老师对溃疡性结肠炎的临证治疗特色(《辽宁中医杂志》)

田老师通过长期的临床探索,治疗时以"脏腑辨证"立法,运用益气健脾、清热利湿、温化寒湿、疏肝理气、柔肝敛阴、温补肾阳、活血化瘀等方法进行辨证治疗,并创造性地与八纲辨证理论指导下的"和"法有机地结合起来,根据患者具体情况阶段性的分用或合用温清、消补、通涩等治疗方法,真正做到了"多"管齐下、各司其职、标本兼顾。

(1)治疗知常法:

1)益气健脾:脾胃为水谷之海,脾主运化,胃主受纳,中医认为饮食的受纳、消化、吸收由脾胃所主，故张景岳云"泄泻之本，无不由于脾胃"。古人在很早就认识到本病发生的病因是以寒邪为主，寒邪盛，损伤脾阳，脾阳虚则不能运化水谷，从而混杂而下。正如"清气在下，则生飧泄"。而脾虚更易受邪侵扰，以致疾病反复发作而难愈，故对溃疡性结肠炎的患者，益气健脾升清是其常用也是必用之法，当居众多治疗方法之首。田老师遵《素问·至真要大论》"土位之主，其泻以苦，其补以甘"之旨，多用甘温如白术、党参、山药、甘草等悦脾之品，方用缪仲淳的资生丸加减，本方既无参苓白术散之补滞，又无香砂枳术丸之燥消，可谓健脾益气之良品。

2)助阳温肾：溃疡性结肠炎缠绵日久，"浅者在脾，深者在肾"。本病虽脾虚为本，但日久病可及肾，致肾阳不足；而命门火衰，不得温煦脾阳，又致脾之运化功能更弱，水谷不化精微反为湿浊，下渗而发泄泻或下黏冻。田老师在治疗时以脾阳虚作为病机的着眼点，常以调补先后之本，寓健脾于温肾之中，治疗上多以健脾运中为主，温肾益火为辅，用药时党参、白术、茯苓、山药量宜加大，旨在脾旺方能磨谷；泻久体虚配用黄芪、升麻、柴胡益气升清，鼓舞脾气；田老师从督脉着眼，督脉总督一身之阳，督脉之气是敷布命火的动力，通补督脉则令阳回。擅用淫羊藿、鹿角霜、菟丝子、补骨脂、赤石脂等温肾壮督之品，以振奋肾阳，温壮督脉。

3)疏柔肝体：肝主疏泄，脾主运化。临床中大都由于脾气素虚，或本有湿滞内停，以郁怒为诱因，肝气横逆而发病，正如张景岳所云："凡遇怒气便作泻者，必先以怒时夹食，致伤脾胃，故但有所犯，即随触而发，此肝脾二脏之病也。"治以利肝扶脾，理气升清为主，痛泻要方在临床上最为常用。田老师认为肝、脾两脏的关系，在临床中并非只此一端。如若患者腹中急痛，痛即欲便，便后疼痛不减，胁胀嗳气，便夹赤白，舌淡，苔薄白，脉弦，则结合痛泻要方加木香、枳壳、槟榔、厚朴等疏肝理气，运脾和中。若患者情志抑郁，腹胀痛泻，形瘦色倦，舌红，少苔或无苔，脉细弦，此为肝阴虚耗，治宜柔肝敛阴，运脾和中。治须酸苦泻热，甘酸化阴，药用白芍、甘草、乌梅、木瓜、扁豆、石斛之类始能合拍。可见，此证治疗并非一端，在治疗上不仅要"知其常"，而且要"达其变"。

4)利湿泄浊：本病主要致病因素以湿邪为主，其中尤以湿热最为常见。本病治疗虽以健脾益气为固本之法，但单补脾气，则湿浊难除，且甘味药物多具滋腻之性，过用则有碍湿浊之输化，故祛邪利湿以治标，还须同时兼顾。田老师认为本病虽湿热致病居多，但寒湿证也不能忽视，应该细察其证而加以区分。若大便脓血赤多白少，腹痛，里急后重明显，舌红，苔黄腻，为湿热蕴积肠中，可用葛根芩连汤、芍药汤加减，选黄芩、黄连、黄柏等清热燥湿之品；若泻下白冻伴有腹部冷痛，里急后重，舌苔白腻者，此多恣食生冷，损伤脾胃，湿从寒化，气机受阻，气血凝滞中焦而成。据证若舌淡红,苔薄白腻,可用藿香、佩兰、紫苏叶等芳香化湿之品;苔白厚腻者用平胃散加减以温化寒湿。若一见"炎症"就攻以寒凉,则会雪上加霜,病情将日趋加重。

5)祛瘀整肠:"泻肚日久,百方不效,是总提瘀血过多"。饮食不节、情志失调、毒邪蕴结等因素,导致本病日久不愈,每致气血失和,脾络瘀滞,运化不良,形成恶性循环。临床上,每见患者腹泻反复发作,夹有暗红血液,腹痛而有定处,舌质紫暗或有瘀斑,苔白薄腻或厚腻,脉弦而涩,能食形瘦,面色不泽等气滞血瘀之象,经补虚助运诸法无效。田老师常于治疗之时,加入化瘀通络之品,脾络一和,运化复常,水津四布,余症即消。具体治法有二:一则首辨寒热虚实,针对病机投方,其后在辨证施治的基础上,加入当归、丹参、木香,当归不宜过多,一般用量在10~15g,否则有滑肠之弊;木香之量亦不可过大,以免伤阴;二则患者若瘀血症状明显,以活血化瘀为主,当以三棱、莪术、川芎、赤芍、红花、桃仁等随证加减,并注意加以扶正之品,以平和不伤正为度。

(2)临证须变化:

1)温清并进,苦寒之药以清湿热,辛热之药以温中阳:田老师通过大量的病例观察发现,在溃疡性结肠炎的患者中,大多数既有便下黏液或脓血、口苦、苔黄等湿热症状,又有乏力、形寒肢冷、腹痛遇冷则剧、舌胖边有齿痕、脉濡缓等虚寒的症状。因此,田老师运用"苦寒之药以清湿热,辛热之药以温中阳"的"寒热并用"治疗方法,使清热不伤阳,温里不助热。临床验证此法,多数患者在用药初期即可收效,为进一步治疗铺平了道路。本法尚寓辛开苦降之义,即叶天士所谓"辛以开之,苦以降之",以辛味之药有辛散温通之效,能升能散,促脾升清;苦味之药有趋下沉降、清热解毒之功,能降胃之浊气,正合叶氏"脾宜升则健,胃宜降则和"之旨。在具体用药的选择上,田老师尤喜用胡黄连、吴茱萸二味药。胡黄连苦寒,入肝、胃、大肠经,乃苦寒泻火、清热燥湿之佳品,《本草正义》曰:"按胡黄连之用,悉与川连同功。唯沉降之性尤速,故清导下焦湿热,其力愈专,其效较川连为捷。"用胡黄连厚肠,亦清泻阳明湿热,以通为补,以薄为厚。吴茱萸辛、苦、热,能温脾益肾,助阳止泻,且少了附子、干姜燥热伤阴之性,为治脾肾阳虚泄泻的常用药。田老师强调临诊时,要认清寒热孰轻孰重,分清主次,有所侧重。

2)通涩合参,下不伤正,敛不留邪:一旦肠腑发生病变,则"变化"无权,"化物"少能,必然形成湿热、寒湿、瘀血、饮食积滞等邪滞于肠。久之中州渐亏,难以运化,积滞愈甚,并由此而脾虚及肾,而肠滑不禁。"六腑以通为用",古有名训,故治宜祛邪通滞自不必说,但本病毕竟是虚实夹杂的病机,患者大便日数次、甚至十余次,既易伤津,又可耗气,一味地荡涤肠腑致使滑脱的症状更加严重,甚至可能使患者因正气无力抗邪而使病情急转直下,当此之时又非收涩无以建功,据此,田老师采用通涩并施的方法,以酒大黄配乌梅为常用对药。酒大黄每剂用量在5～10g,乌梅则在10～15g。大黄经酒制后虽苦寒之性大去,但其推陈致新之能尤在,对于久病有血瘀的患者最为适合;乌梅能够涩肠止泻痢,具有收敛正气及祛除邪毒的双重作用,两者合用,有下不伤正,敛不留邪,互制互济,相反相成之功。临床中还可以合入秦皮、椿根皮等具有清热化湿、涩肠止痢双重功效的药物,以加强药物的协同作用,使疾病早日痊愈。

3)消补同用,消补相益:"诸湿肿满,皆属于脾"。脾为喜燥恶湿之脏,湿邪最易引起腹泻,腹泻更易引起脾虚,所以利湿健脾,又成为治泄泻的关键。但从临床观察,脾虚运化功能障碍,食滞停积并不少见。患者大便稀溏,泻物酸臭多夹完谷或夹黏液,大便次数不等,伴见脘腹胀痛、泻后觉舒,嗳腐吞酸,苔腐腻垢浊,脉多沉缓,纯用培土止泻,往往呆滞难运,故治疗时宜消补同用,需在补脾之中佐以化湿导滞之品,对促使胃肠功能恢复,有相得益彰之妙,田老师用资生丸加减,即有此义。方中黄芪、党参、白术、山药、茯苓等以益脾健,酌加砂仁、白豆蔻、泽泻、焦三仙、莱菔子等化湿导滞,在扶正之时,在补剂中加入理气的木香、香附、枳实等通利之品,使"补而不滞""补不碍胃",以更好地发挥补益作用。

案 清热利湿,调气行血,厚肠止泻治肠病(《实用中医内科杂志》)

某男,39岁。主诉:间断性大便带脓血3个月。现病史:无明显诱因大便每日6～7次,质稀不成形,带脓血,量少色鲜红,里急后重。腹痛拒按,肠鸣音亢进,中脘满闷,身倦纳呆,饮食欠佳,睡眠可。舌淡,苔黄腻,脉滑数。既往史:1年前,行肠镜检查,诊断为慢性溃疡性结肠炎。诊断:溃疡性结肠炎(湿热下注型)。治宜清热利湿,调气行血,消食导滞。方用通腑宁颗粒(含生药20袋),口服,每次1袋,每日3次。

复诊:服药1个月后,里急后重,便脓血症状消失。排便每日1次,饮食可,睡眠佳。行肠镜检查示:无明显异常。随访1年,无复发。

按:通腑宁颗粒(辽宁中医药大学附属第三医院田振国方),该方根据"腑病以通为用,腑病以通为补"的理论,以"清热利湿,调气行血,厚肠止泻"为治则,不拘泥于固定方剂,临证针对个体差异,四诊合参,也可加减。田老师还强调,治疗中应当嘱其患者树立治疗信心,保证按疗程实施,注重清五脏湿热,尤其脾胃湿热,也须兼顾其他脏腑。

案 宣通气血,寒热并用治肠病(《肛肠病验案良方》)

易某,男,27岁。2006年10月15日初诊。主诉:间断性脓血便3年,加重1个月。初诊:该患者3年前无明显诱因开始出现黏液脓血便,此后反复发作,近

1个月症状加重。症见：腹痛喜按,腹泻,大便每日2~3次,夹有少量黏液脓血,血色鲜红,伴腹胀、肠鸣,受凉后加重。胸闷纳呆,疲乏无力,夜眠欠佳或差。舌质胖嫩,苔薄白,脉濡缓。诊断为休息痢(溃疡性结肠炎),证属脾胃虚弱。治宜通腑利湿,行气散瘀,清热止痛,辅以补益脾胃。方用加味通腑汤和参苓白术散加减。

处方:白芍30g,甘草15g,延胡索20g,防风30g,枳壳30g,吴茱萸20g,白术20g,山药20g,薏苡仁20g,鸡内金15g,白头翁20g,黄柏15g,地榆炭20g。

水煎服,每日1剂,早晚分服,每次100ml。

二诊:服药7剂后,上述症状减轻,黏液脓血便减少,腹痛及腹胀肠鸣减少,大便每日2次,质稀。饮食及睡眠亦有好转。舌质淡胖,苔薄白,脉濡。药证结合,原法守治。继服7剂。

三诊:服药14剂后,腹痛及黏液脓血便明显减轻,大便每日1~2次,质稀,但腹胀仍较明显。舌质淡嫩,苔薄白,脉弦。药证相合,原法守治。照上方加莱菔子30g。继服7剂。

四诊:服药21剂后,腹痛消失,肠鸣偶见,大便每日1次,不成形。便中偶夹少量黏液脓血。舌质淡嫩,苔薄白,脉弦。治以益气健脾为主,通腑利湿、行气散瘀为辅。上方去延胡索、防风、薏苡仁、白头翁、黄柏、地榆炭,加黄芪30g,党参20g,川楝子15g,当归15g,椿皮15g,胡黄连15g,滑石20g,泽泻15g。

水煎服,每日1剂,早晚分服,每次100ml。继服14剂后,症状痊愈。

按:祖国医学认为"六腑以通为用""腑病以通为补"。"大肠者,传导之官,变化出焉"。本病无论是外感邪毒还是饮食所伤,其机制都是在损害胃肠后引起气滞血瘀,肠络阻塞,气血留聚,腑气不通,瘀久化热,热伤肠络所致。田老师认为:腑病其因,郁滞所成,只有宣通气血,祛瘀生新,气血通畅,肠络无阻,邪毒趋散,才能止泻痢,清腑气,疏营血而洒陈六腑。《赤水玄珠·血·下血》云:"下血……凡用血药不可单行单止,不可纯用寒凉。"因寒性凝滞,可使气血郁闭不同。如《素问·举痛论》载:"寒气入经而稽留,泣而不行,客于脉外则血少,客于脉中则气不通,故卒然而痛。"因而本病无论初病还是久病,单用大寒大凉之药不仅不能收到好的效果,反而使病情加重,反之,单用辛热药亦属于误治,热盛生风动血,迫血妄行。《素问·阴阳应象大论》云"阳盛则热",阳主躁动而向上,火热之盛、燔灼焚焰,亦升腾上焰。其伤于人,则见发热、恶寒、烦渴、汗出、脉洪数等症;若扰乱心神,则出现心烦、狂躁妄动、神昏谵语。故也不宜单用辛热之法,必须寒热并用,寒热平调,使血行而不外越,血止而不凝滞,祛瘀生新。温补法可使气血归经,邪毒外越,安腑止泻而清痢。方中白头翁味苦,性寒,归胃、大肠经,能清热解毒;黄柏味苦,性寒,归肾、膀胱经,能清热燥湿,泻火除蒸,解毒疗疮,用于湿热泻痢,黄疸等。二者相伍为君,取白头翁汤之意,以收清热解毒止痢之功。防风、枳壳共为臣药,其中防风味辛、甘,性温,归膀胱、肝、脾经,能疏风解表,胜湿,止痉;枳壳味苦、辛,性温,归脾、胃经,能理气宽中,行滞消胀,升脾之清阳,炒黑,则入血分增强止血之效。《本草纲目》曰:"枳实、枳壳,气味功用俱同,上世亦无差别,魏、晋以来,始分实、壳之用……然张仲景治胸痹痞满,以枳实为要药,诸方治下血痔痢,大肠秘塞,里急后重,以枳壳为通用……"地榆炭味苦、酸,性凉,归肝、胃、大肠经,能凉血止血,泻火敛疮。槐角丸(《太平惠民和剂局方》)方中用防风配槐角、地榆、枳壳等,治诸痔、脱肛及肠风下血。白芍味苦、酸,归肝、脾经,主养血敛阴,柔肝止痛,平抑肝阳,缓急止痛,调经通络,和营泻热,配以炙甘草共奏芍药甘草汤之意,为佐药。吴茱萸味苦、辛,性热,归肝、脾、胃经,能温中散寒止痛,燥湿理气,下气止呕,助阳止泻,主治呕逆吞酸、厥阴头痛、脏寒吐泻、脘腹胀痛、虚汗泻痢等。延胡索味苦,性温,入肝、胃经,能活血散瘀,理气止痛。与白术、山药、薏苡仁、鸡内金等健脾利湿之品一起共为佐药。综观全方,寒热并用,气血平调,共奏通调气血、厚肠止泻之功。

5. 田老师经验方

加味通腑汤

(1)制方思路:溃疡性结肠炎的患者多存在先天禀赋的不足,而感受湿热之邪是其主要病因,脾气虚弱是基本病机,瘀血阻滞则导致本病久病不愈而且易反复发作。病发而不足,标而本之,先治其标,后治其本。(《素问·标本病传论》)中医药治疗疾病有"急则治其标,缓则治其本"的原则。依据祖国医学"腑病以通为用,腑病以通为补"的学术思想,六腑的共同生理特点"传化物而不藏"(《素问·五脏别论》),结合多年临床经验总结出了加味通腑汤。

(2)组成:厚朴15g,滑石20g,白芍15g,木香15g,麦芽15g,甘草10g,芦根15g,天花粉15g,胡黄连10g,黄柏15g,延胡索10g,浙贝母15g,吴茱萸10g,山楂15g。

(3)功效:清热燥湿,理气止痛,厚肠止泻。

(4)主治:慢性结肠炎、慢性非特异性炎症性肠病、局限性结肠炎、结肠憩室炎等。症见:腹泻或腹泻与便秘交替、腹痛、腹胀、黏液血便、里急后重等,中医的"泄泻""痢疾""便秘""腹痛""鼓胀"等。

(5)方解:厚朴味苦、辛,性温,入脾、胃、肺、大肠经,辛能散结,苦可燥湿,温能祛寒,疗"腹痛,胀满""泄痢"(《名医别录》)之疾,长于行气、燥湿、消积,以治实胀为主,为消除胀满之要药,凡气滞、湿阻、食积所致胀满均适宜。方中同时配以甘草,寓攻于补,更为妥善,是为方中君药。木香味辛、苦,性温,归脾、胃、大肠、胆经,气芳香而辛散温通,长于调中宣滞,行气止痛,"下气宽中为三焦气分要药"

15

《本草求真》），治泄泻、腹胀、里急后重之证，为常用之品。延胡索味辛、苦，性温，归肝、脾经，长于理气止痛。吴茱萸味辛、苦，性热，归脾、胃诸经，辛主行散，苦能燥湿，故有"下气、止痛"（《神农本草经》）之功，主"腹内绞痛"（《名医别录》），"吐泻腹痛"（《药性论》）。上三味侧重以理气止痛而建功，故均为方中臣药。方中胡黄连味苦，性寒，入肝、胃、大肠经，乃清热燥湿之佳品。"善除湿热，故主久痢成疳及冷热泄痢，厚肠胃"（《本草经疏》），"清导下焦湿热，其力愈专"（《本草正义》）。黄柏味苦，性寒，入肾、膀胱经，功擅清热燥湿，主"肠胃中结热"（《神农本草经》），"泄己土之湿热""调热痢下重"（《长沙药解》），治湿热泄泻。滑石味甘，性寒，归膀胱、肺、胃经，有清热祛湿利尿之功，使湿热之邪由小便而解。芦根味甘，性寒，入肺、胃经，亦为清热利尿之剂，可导湿热之邪由水道而除。天花粉味苦、微甘，性寒，入肺、胃经，用于痈肿疮疡，热毒炽盛，有清热泻火、排脓散肿的功效，有利于溃疡的恢复。白芍味苦、酸，性微寒，入肺、脾经，能"止热泻"（《本草正义》），除"肠胃湿热"（《药品化义》），"为腹痛之主药"（《本草正义》）。此六味药相伍为用，力主清热燥湿。更助君臣药之力，因而共为方中佐药。山楂味酸、甘，性微温，入脾、胃、肝经，为消肉食积滞要药，又可活血化瘀，用于食滞不化，泻痢腹痛。麦芽味甘，性平，入脾、胃经，"消化一切米面、诸果食积"（《本草纲目》）。山楂、麦芽合用，可消各种食积，以减轻脾胃及肠道负担。此两味药相得益彰，亦为方中佐药。甘草味甘，性平，归脾、胃诸经，能缓急和中，与白芍合用，即芍药甘草汤，是酸甘相伍、缓急止痛的最佳组合；甘草又能调和诸药，在方中兼司佐使之职。

（6）用法：水煎浓缩，每日 2～3 次，每次 100 毫升，每日 1 剂。田老师按照1993 年"太原全国慢性非感染性肠道疾病学术研讨会"制定的标准共搜集溃疡性结肠炎非暴发型病例 120 例，运用加味通腑汤进行治疗，临床观察结果表明：近期治愈率达到 66.7%，有效率 26.66%；随着治疗时间的增加，疗效显著提高，以治疗 30 天疗效最佳；加味通腑汤对溃疡性结肠炎的三个主要症状（腹泻、腹痛、脓血便）有较好的治疗作用，复常率分别为 66.7%、90%和 83.3%；加味通腑汤在疗程内服用未发现任何毒副作用和不良反应，说明其服用 1 个疗程是安全可靠的。

6. 预防调护

●急性发作期及暴发型患者应卧床休息，精神过度紧张者可适当选用镇静剂。

●饮食治疗的目的，在于减少对肠道的过度刺激，忌食生冷，减少对结肠黏膜的机械性损伤，腹泻期补充足够的营养，适当减少饮食中纤维成分，以易消化富含叶酸、铁、钙、镁等微量元素的流质食物为宜，避免牛奶及乳制品。对可疑不可耐受的食物,如鱼、虾、牛奶、花生等尽量避免食用。

●腹部及足底注意保暖,避免着凉。

●进行与身体状况相适宜的体育运动,如散步、跑步、打太极拳等,以提高身体免疫力。

●对长期反复发作或持续不稳定的患者,保持心情舒畅,注意饮食有节,起居有常,预防肠道感染,对防止复发和病情的进一步发展有重要影响。

●对重症患者及有肠道外病变者,应加强支持疗法,酌情输血,补充多种维生素,纠正电解质紊乱。

克罗恩病

克罗恩病,又称肉芽肿性结肠炎,是一种慢性非特异性胃肠道炎症性疾病。由于本病与慢性非特异性溃疡性结肠炎具有不少共同特点,近年将两者统称为"炎症性肠病"。祖国医学将本病归于"泄泻""腹痛""肠结"等范畴。有关"泄泻""腹痛""关格",均首见于《黄帝内经》。汉·张仲景《金匮要略·腹满寒疝宿食病脉治证》谓:"病者腹满,按之不痛为虚,痛者为实,可下之。"明·张景岳《景岳全书·泄泻》论述:"泄泻之本,无不由于脾胃。""泄泻之因,惟水火土三气为最。""凡泄泻之为病,多由水谷不分,故以利水为上策。"张锡纯提出用大承气汤加减治疗,结果治愈。

1. 病因病机

中医认为本病是由于感受外邪、饮食劳倦、情志内伤、素体虚弱等,导致脾胃受损、运化失司、湿热蕴结、气滞血瘀而成。初起时以邪实为主,多见湿热、气滞。湿热者进一步发展,可出现生风动血、伤阴;气滞者,病情与情绪关系密切。肝气郁久,既可横逆克犯脾胃,又可郁而化火,还可导致气滞血瘀之证。病久迁延可致脾胃虚弱,或脾肾两虚,亦可出现正虚血瘀、虚实夹杂之证候表现。临床多以脾气虚损、久病延及脾肾阳虚为本,肠道湿热、瘀血为标,多虚实相兼、寒热错杂。日久脾胃虚弱,气血化源不足,内不能调和于五脏,外不能洒陈于营卫经脉,由虚致损,可成虚劳。

2. 辨证论治

(1)湿热壅滞证:

症状:腹部胀痛拒按,大便溏泄不爽,便带黏液,食少纳呆,小便短赤,烦渴喜饮,恶心呕吐;舌苔黄腻,脉弦滑或数。

治法:清热化湿,行气导滞。

方药:芍药汤加减。

17

加减：如湿重于热者加苍术、藿香；身热重者，加黄柏、栀子；腹痛重者，加枳实、大黄，并加大白芍用量。如热毒炽盛，可加白头翁、蒲公英。

（2）气滞血瘀证：

症状：腹部胀痛，攻窜不定，痛引少腹，得嗳气，矢气或泻下则腹痛酌减，遇恼怒或忧思过度则痛重，食少，消瘦，便带脓血，舌紫，脉弦。

治法：疏肝理气，活血化瘀。

方药：柴胡疏肝散加减。

加减：如腹部胀痛刺痛并见，舌质紫暗或有瘀斑者，加桃仁、蒲黄、五灵脂；腹痛攻窜两胁者，加川楝子、延胡索、青皮；气郁化火者，加牡丹皮、栀子、龙胆草；若腹部积块，固定不移者，可用逐瘀汤加减。

（3）脾胃虚弱证：

症状：腹痛绵绵，喜温喜按，大便糊状或呈水状，腹胀，纳差，神疲乏力，面色萎黄，气短自汗，舌淡，苔白，脉沉细或弱。

治法：健脾助运，化湿止泻。

方药：参苓白术散加减。

加减：如食欲不振，加焦三仙；脘腹胀满者，加苍术、厚朴、藿香；形寒肢冷，泻下如水状者，加炮姜、炮附子。如腹痛胀满拒按，恶食，嗳腐吞酸，痛而欲泻，泻后痛减，舌质红，苔黄腻，脉滑，此为食滞胃肠，气机阻滞，宿食不化，浊气上逆，食邪燥结，腑气不通所致。治宜消食导滞，通腑止痛，方用枳实导滞丸加减。

（4）脾肾阳虚证：

症状：病久迁延，反复泄泻，黎明腹痛，肠鸣即泻，脐周作痛，泻后痛减，大便溏薄，形寒肢冷，腰膝酸软，舌质淡，苔白，脉沉细。

治法：温肾健脾，化湿止泻。

方药：四神丸或真人养脏汤加减。

加减：如久泻不止，形寒肢冷重者，加炮姜、炮附子、肉桂；腹痛严重者，可酌加诃子肉、禹余粮、赤石脂。

3. 田老师辨证心得（《辽宁中医杂志》）

根据本病的发病特点及临床表现，田老师将其归属于中医"腹痛""肠痈"范畴，治疗上以"通"字立法，认为所谓"通"实际上包括了一切证治之法，即"通则不痛"，如"宣通气血""调气和血""理气降逆""益气健脾"及"散寒温阳"等皆是。临床治疗多从虚实着手，实证重在祛邪疏导，虚证当以温阳益气。

（1）寒邪内阻证：中医认为，风寒之邪，侵入腹中，则寒凝气滞，经脉受阻，不通则痛。正如《素问·举痛论》曰："寒气客于肠胃，厥逆上出，故痛而呕也。寒气客于小肠，小肠不得成聚，故后泄腹痛矣。"《灵枢·邪气脏腑病形》曰："大肠病者,肠中切痛而鸣濯濯,冬日重感于寒即泄,当脐而痛。"此型病例可见腹痛急暴,得温则减,遇冷则增,喜蜷卧,大便溏薄或正常,小便清利,舌淡,苔白,脉沉紧。田老师认为,外受寒邪或过食生冷,寒邪内阻,阳气不运,气机不畅,不通则痛;寒得温则散,遇冷则凝结更甚;若中阳未伤,运化尚健,则大便正常;若中阳受伤,运化失健,则大便溏薄。舌脉均符合寒邪内蕴之证。治宜温中散寒。方用正气天香散加减。

处方:香附15g,乌药10g,紫苏10g,干姜5g,陈皮15g,吴茱萸10g,延胡索15g。

(2)湿热壅滞证:中医认为,伤于暑热;或寒邪不解,郁而化热;或湿热壅滞,以致传导失职,腑气不通而致疼痛,即《素问·举痛论》曰:"热气留于小肠,肠中痛,瘅热焦渴,则坚干不得出,故痛而闭不通矣。"此型病例可见腹胀痛而拒按,大便秘结或溏滞不爽,小便短赤,自汗,烦渴引饮,舌红,苔黄腻,脉濡数。田老师认为,湿热壅滞,腑气不通,不通则痛;湿热阻滞气机,大肠传导失常,故大便秘结或溏滞不爽;热伤阴液则烦渴引饮;热邪迫津外溢则自汗。治宜泻热通腑。方用大承气汤加减。

处方:芒硝10g,枳实15g,大黄10g,厚朴15g,黄柏15g,苍术15g,牛膝15g,砂仁10g,甘草10g。

(3)饮食积滞证:中医认为,暴饮暴食、恣食肥甘厚腻及辛辣、误食馊腐,均可损伤脾胃,腑气通降不利而发生腹痛。如《素问·痹论》曰:"饮食自倍,肠胃乃伤。"《脉因证治·心腹痛》曰:"或有实积痰饮,或气与食相郁不散,停结胃口而痛。"此型病例可见脘腹疼痛,胀满而拒按,恶食,嗳腐吞酸,或痛而欲泻,泻后痛减,舌淡,苔腻,脉滑实。田老师认为,食滞胃肠,气机阻滞,故脘腹胀痛而拒按;宿食不化,浊气上逆,故恶食,嗳腐吞酸;食阻气机,运化失常,故痛而欲泻;泻后有形食滞得除,气机稍畅,故痛减。治宜消食导滞,行气止痛。方用枳实导滞丸加减。

处方:枳实10g,大黄10g,白术15g,黄连10g,茯苓10g,泽泻10g,黄芩10g,神曲15g,木香10g,延胡索10g。

(4)中虚脏寒证:中医认为,素体脾阳不振,或过服寒凉,损伤脾阳,寒湿内停,渐致脾阳衰惫,气血不足,不能温养脏腑而致腹痛。正如《诸病源候论·久腹痛》云:"久腹痛者,脏腑虚而有寒,客于腹内,连滞不歇,发作有时。发则肠鸣而腹绞痛,谓之寒中。"此型病例可见腹痛绵绵,时作时止,喜温喜按,饥饿及劳累后加重,便溏或泄泻,多兼疲劳、气短、怯寒,舌淡,苔白,脉沉细。田老师认为,中虚脏寒,阳气不运,腹中脉络失去温养,故绵绵而痛,时作时止;气虚为阳虚之基,饥饿和疲劳后更甚;脾阳不振,运化无权,水湿内停,故便溏或泄泻;神疲气短为中气不足之证。治宜温中补虚,和里缓急。方用小建中汤加减。

处方:白芍 25g,桂枝 15g,生姜 5g,甘草 10g,大枣 7 枚,白术 15g,茯苓 15g,延胡索 10g。

(5)气滞血瘀证:中医认为,抑郁恼怒,肝失条达,或忧思伤脾,或肝郁克脾,肝脾不和,气机不利,腑气通降不顺而发腹痛;或气滞日久,血行不畅,气滞血瘀,腹中络脉瘀阻而致腹痛。如《证治汇补·腹痛》谓:"暴触怒气,则两胁先痛而后入腹。"此型病例可见脘腹或胁下胀痛,攻窜不定,痛引少腹。得嗳气或矢气则痛减,遇恼怒或忧思过度则痛剧,舌暗,苔薄,脉弦细;痛久则痛处不移,舌紫暗或有瘀斑,脉弦或涩。田老师认为,肝气郁结,不通则痛,故脘腹或胁下胀痛;气属无形,气滞则气机升降失调,故疼痛攻窜不定;少腹为肝经循行部位,肝郁气滞,故见痛引少腹;嗳气、矢气后气机稍得疏通而痛减;恼怒、忧思则气结更甚,故痛剧;气滞日久则致血瘀,瘀属有形,故痛处固定。治宜疏肝调气,活血化瘀。方用柴胡疏肝散加减。

处方:陈皮 10g,柴胡 10g,川芎 10g,枳壳 15g,白芍 20g,香附 15g,炙甘草 10g,延胡索 15g,没药 10g,蒲黄 10g,五灵脂 10g。

温中补虚,缓中止痛治腹痛

赵某,女,40 岁,2006 年 8 月 23 日来诊。主诉:腹痛伴黏液稀便 4 年,加重 1 个月。刻诊:腹痛绵绵,时作时止,以右下腹为重,喜温喜按,大便每日 4～5 次,质稀,有黏液,食欲不振,夜眠欠佳,伴疲劳、畏寒,病来身体逐渐消瘦,舌淡,苔白,脉沉细。肠镜检查示:回盲部及升结肠可见散在的纵行溃疡伴结节样肉芽肿,呈节段性分布,病变部分之间黏膜正常。同时取病变组织活检示:非干酪坏死性肉芽肿,肠黏膜破坏,溃疡形成,黏膜下层高度增宽,腺间质及坏死处淋巴组织增生,以小淋巴细胞为主,浸润、破坏血管。田老师根据其临床表现及辅助检查诊断为肉芽肿性结肠炎,中医按腹痛的中虚脏寒型辨治,以小建中汤加减。

口服方:黄精 30g,白芍 25g,桂枝 15g,党参 20g,吴茱萸 15g,白术 15g,茯苓 15g,延胡索 10g,酸枣仁 20g,大枣 12 枚,生姜 15g,甘草 15g。

每剂煎 300ml,每日 3 次,每次服 100ml。同时,用本院自制的通灌汤及止血灌肠散保留灌肠,每日 2 次。

9 月 1 日二诊:腹痛减轻,大便每日 2～3 次,质仍稀,黏液量减少,饮食及睡眠好转,舌淡,苔略厚腻,脉沉细。原口服方去党参,加泽泻 15g。服法不变。

9 月 15 日三诊:腹痛明显减轻,大便每日 2～3 次,成形通畅,无黏液,舌淡,苔白,脉沉有力。停灌肠,原口服方茯苓减为 10g,泽泻减为 10g,继服 15 剂。患者未再来诊,电话随访,效果良好。

按:《伤寒明理论》云:"脾者,土也,应中央,处四脏之中,为中州,治中焦,生育荣卫,通行津液。"中虚脏寒,腹部绵绵而痛,脾阳不振,运化无权,水湿内停,多见便溏或泄泻,湿邪内生,原方小建中汤中重用饴糖,与桂枝辛甘养阳而温中缓急,该案中如重用饴糖恐滋腻碍邪,湿重致溏致泻,且脾胃有湿者不宜,不利祛邪,去而不用,改黄精重用为君,功善健脾益肾,《本经逢原》曰:"黄精,宽中益气,使五脏调和,肌肉充盛,骨髓坚强,皆是补阴之功。"白芍、桂枝、党参、白术、茯苓、吴茱萸、延胡索为臣,温中助阳健脾,行气调血止痛,佐以酸枣仁、大枣扶土行津,兼养心安神,生姜、大枣辛甘相合,脾胃健而营卫通。甘草调和诸药,健脾和中。据方所用,中焦得温运,腹痛渐去。待中寒不甚,脾脏健运,可酌增利湿泄浊之力。

4. 预防调护

(1)休息:急性期重症患者要卧床休息,要为其提供安静的休养环境,保证患者有充足的睡眠时间,以减少机体能量消耗从而缓解症状,促进康复。

(2)饮食护理:患者在急性期应禁食,使胃肠道获得休息。病情稳定好转后给予柔软、易消化、营养丰富和高热量的食物。宜少食多餐,从流质饮食开始,逐渐过渡至半流质、软食、普食。丰富的膳食纤维能减少肠梗阻可能,少渣食物可以减轻腹泻,并注意饮食卫生,避免给予冷饮、水果、生蔬菜、咖啡、高纤维素及辛辣食物,慎用牛奶和乳制品。

(3)心理护理:情绪紧张、神经过敏、精神创伤,往往是本病的起因或恶化的诱因,因此在病情允许的条件下可组织其参加适当的活动,分散其注意力,使其心情愉快。耐心向患者讲明疾病的诱因、治疗方法及效果,使其解除顾虑,消除紧张、烦恼、焦虑等不良情绪。

(4)对症护理

●腹痛是该病最主要的症状,注意观察腹痛的部位、性质、程度,注意腹部体征变化,注意有无肠梗阻、肠穿孔、腹腔内脓肿等并发症的表现,发现异常及时报告医生。

●腹泻、便血严重者应禁食,按医嘱给予静脉高能营养,观察大便的次数、性质及量,准确留取大便标本送检,协助医生明确病因。腹泻严重时便后温水坐浴或肛门热敷,以改善肛周皮肤血液循环,减轻疼痛和水肿,必要时肛门周围涂凡士林或抗生素软膏。

●患者呕吐时协助其坐起或使其头偏向一侧,帮助患者漱口,清理污染的衣服被褥。对于昏迷患者尽量吸尽口腔内呕吐物,以防误吸而引起吸入性肺炎、窒息等并发症。严重腹胀者行胃肠减压,以减轻胃肠道内压力,改善胃肠壁血液循环,恢复胃肠道功能,同时做好口腔护理,观察口腔黏膜变化,预防口腔并发症。

●一般为低热或中等度热,如有腹腔脓肿可有高热,高热时增加机体能量消耗,分解代谢增加,影响康复,要积极采取降温措施,如抗菌药物的准确及时应用、物理降温、药物退热等。

(5)用药护理:输液是补充血容量,维持水电解质及酸碱平衡的重要措施。建立有效的静脉通道,准确及时地按医嘱用药,熟悉药物的作用和不良反应,指导患者正确用药。

便 秘

便秘过去是一种症,现在是一种病,已列入常见病、多发病、疑难病之列。对不同的患者来说,便秘有不同的含义,包括:①大便量少,粪便干硬,排出困难。②排便困难合并一些特殊的证候群,如长期用力排便,诱发全身疾病,发生或加重,如心脑血管疾病,肝、肾、肺等主要脏器疾病,又因便秘导致神经及全身功能减退。③便次超过2天以上;均属便秘。

便秘会使人排便艰难、坠胀难忍、坐卧不安,情绪受到很大影响。同时还因粪便长期滞留在肠道中,废物、毒素不能排出体外,而出现腹胀、腹痛、头晕、烦躁、易怒、食欲不振、恶心、呕吐等症状。严重便秘者,用力排便时,腹压明显升高,可出现大汗淋漓及虚脱,甚至诱发脑出血、心脏病急性发作。长期反复便秘还可能诱发痔疮、肛裂等疾病。

祖国医学认为其原因:①辛辣、肥甘导致胃肠郁热。②忧愁思虑过度,伤脾失运。③年老体弱,大病久病,气虚血亏。④素体阳衰,阳虚寒凝,脾肾阳虚。⑤素体肥胖,痰湿内盛。

1. 辨证论治

(1)肠胃积热证:

症状:大便干结,小便短赤,便时肛门疼痛,或有腹部胀满,口干口臭,心烦面赤,舌质红,苔黄燥,脉滑数。

病机:肠胃积热,津伤便结。

治法:清热润肠。

方药:润肠丸。

处方:枳实10g,大黄10g,当归尾15g,桃仁15g,火麻仁15g,羌活10g,杏仁15g,玄参10g,栝楼仁15g。

（2）肝脾不调证：

症状：欲便不下，肛门坠胀甚则腹部胀痛，用力排便时尤著，甚至矢气也费力；伴嗳气频作，胸脘痞闷，纳食减少，舌淡红，苔薄，脉弦。

病机：肝脾气机郁滞，肠腑传导失职。

治法：疏肝解郁，扶土抑木。

方药：六磨汤合四逆散加减。

处方：沉香10g，枳实10g，槟榔10g，大黄10g，川楝子12g，乌药10g，香附12g，白芍10g，甘草6g。

（3）肺脾气虚证：

症状：虽有便意，临厕无力努挣，挣则汗出气短，便后疲乏，大便不干燥，但排出困难，腹无胀痛，面色白，神疲气怯，舌淡，苔薄，脉虚。

病机：肺脾气虚，大肠传递无力。

治法：补益肺脾，行气通便。

方药：黄芪汤加减。

处方：黄芪20g，党参15g，火麻仁15g，当归10g，陈皮15g，升麻5g，桔梗10g，枳实10g，杏仁10g。

（4）血热津少证：

症状：面色萎黄无华，大便干结如栗，2～3日1次，甚至7日1次，排便费力，或便血日久，时觉头昏心悸，舌偏红，少苔，脉细。

病机：血虚津少，肠腑失润。

治法：养血润燥通便。

方药：润肠丸合增液汤加减。

处方：熟地黄15g，白芍12g，当归15g，羌活12g，火麻仁15g，桃仁15g，生何首乌10g，黑芝麻10g，肉苁蓉15g，玄参10g。

（5）脾肾两虚证：

症状：粪蓄肠间而无便意，虽有便意而努挣乏力，便出十分艰难，排时汗出气短，便后疲乏不堪；伴有头晕耳鸣，气喘心悸，腰酸背痛，腹胀喜暖，小便清长，纳呆食少，面色白，长期依赖泻剂，不服泻剂就数日不行，舌淡胖，苔薄白，脉沉迟。

病机：脾肾虚寒，温养无权。

治法：补益脾肾，培本通便。

方药：温脾汤加减或六味地黄汤合补中益气汤加减。

处方1：大黄10g，附子10g，干姜12g，党参15g，乌药12g，肉苁蓉15g，全当归15g，甘草6g。

处方2：熟地黄15g，茯苓15g，山茱萸15g，山药15g，黄芪20g，白术10g，陈皮 10g,全当归 12g。

2. 田老师治秘新法的探索

(1)创新思路：

●建立"以补为通,以补治秘"的新理论,根据《景岳全书·秘结》认为:"此其立名太烦,又无确据,不得其要,而徒滋疑惑,不无为临证之害也。"(风秘、热秘、气秘、阴结……)

●建立"调肝理脾,补肺强肾,通腑润肠"的治疗法则和"秘而不通,通而不秘,扶本达标"的技术路线。

●运用中医脏腑、经络、气血辨证理论,揭示了便秘发病的根本原因在于动力缺乏,气机不畅。

●建立"以补为通,治本达标"的组方原则和中药药理研究的结合体。

(2)治疗中老年人便秘的临证心得:中医学根据本病不同的病因病机将其分为四型,即胃肠燥热型、气机阻滞型、阴亏气虚型、阳虚寒凝型与痰湿阻滞型,且分别有风秘、热秘、气秘、阴结、脾约等病名。但正如《景岳全书·秘结》而言:"此其立名太烦,又无确据,不得其要,而徒滋疑惑,不无为临证之害也。"中老年人之便秘,多属虚证,属于中医的虚秘。饮食入胃经过脾胃运化吸收其精华,其糟粕由大肠传出而成大便,脾胃虚弱,运化无力,化源不足则大便难。肺与大肠相表里,肺气虚,气机升降失常,无力推运而生便秘;肺为水之上源,肺失宣降,水液不行,肠道干枯大便难。肝藏血,主疏泄,肝阴血不足不能下润大肠,肠道失润则便干;肝失条达气机不畅,传导失职则大便秘结。肾司二便,阳气虚衰,阴寒内生,肠道运传无力,大便难出。心为"君主之官",心主血脉,心气充沛才能维持正常的血液运行。若心气不足,血脉不畅,血运障碍,无以推动,动力不足,大肠传送无力致大便难。田老师根据脏腑、气血辨证分析病因病机,遂将中老年人便秘分为四种证型：

1)肺气虚证：

症状:虽有便意临厕努挣乏力,汗出短气,便不干硬,神疲,面色㿠白,舌淡嫩,脉虚弱。临床常见于中年男性。

症状分析:肺与大肠相表里,肺气虚则大肠传送无力,临厕须努挣;气虚阴液未伤则大便并不干硬;肺卫不固,腠理疏松,易汗出;短气,神疲,舌淡,脉虚为肺气虚之象。

处方:黄芪 30g,陈皮 15g,甘草 15g,杏仁 30g,栝楼仁 30g,黄精 30g,麦冬 20g,天冬 20g,沙参 20g 等。

本方补益肺气,生津养肺阴,使肺气足而魄门启闭有度,肺阴复而津还肠润。

2)肝阴(血)虚证:

症状:大便秘结,面色无华,头晕目眩或急躁易怒,口干渴,舌淡,苔薄白,脉弦细。临床常见于中年女性。

症状分析:血虚津少,不能下润大肠故大便秘结,血虚不上荣头目则面色无华,头晕目眩;阴血虚不能制阳或阴虚郁久化热而致烦躁易怒、口干渴;舌淡、脉弦细为肝阴血不足之象。

处方:决明子30g,柴胡20g,当归20g,桃仁30g,白芍30g,生地黄20g,麦冬20g,郁金20g,薄荷15g,牡丹皮15g等。

本方滋水涵木,疏肝清热,虽不用泻下而便自通。

3)肾气虚证:

症状:大便艰涩,排出困难,腰膝酸软,小便不利或夜尿多,舌淡,苔白,脉沉迟。临床常见于老年男性。

症状分析:肾气亏虚,肠道传送无力,故大便艰涩,排出困难;腰为肾之府,故见腰膝酸软;肾气虚无力,膀胱气化不利,无以蒸腾气化水液,故蓄于膀胱而夜尿多,如影响膀胱开阖而失司,且见小便不利;或已肾阳虚,除气虚之证外,亦有小便清长;舌淡,苔白,脉沉迟为肾气虚之证。

处方:肉苁蓉30g,牛膝20g,山茱萸20g,黑芝麻30g,肉桂15g,当归20g等。

本方温助肾阳,益火之源而阴凝得濡润则便通。

4)心气虚证:

症状:大便秘结难出,神疲乏力,动则汗出,伴心悸气短,心神不宁,舌淡,苔白,脉细无力。临床常见于老年女性。

症状分析:心主血脉,心气虚,鼓动无力,动力缺乏,血运障碍,无以推动,大肠传送无力,故大便难出;心气不足,心失所养则心悸,动则汗出;舌淡,苔白,脉细无力为心气虚之象。

处方:当归20g,黄精30g,柏子仁30g,酸枣仁20g,甘草15g,桃仁30g等。

本方养心气,润肠燥,气血推动有力而大便通。

(3)治疗特色:

1)"以补通塞,以补治秘"之治秘新理论:田老师认为,虽然便秘的病机错综复杂,但就年老体虚之人来说其根本的原因是动力缺乏、气机不畅。如若机体受邪不畅,或是脏腑、气血、阴阳虚衰,影响大肠的传导功能,导致粪便排出不利,继而发生便秘。本病本虚邪实贯穿始终,本虚主要表现在脏腑、气血、阴阳等方面的虚损,因虚致邪,无力祛邪;而所谓标实是指邪实糟粕,浊气积聚于体内而不得以排出体外。临床上常见的因虚而闭阻的真虚假实证,认为便秘病位虽在大肠,但与肺、脾、肾、肝、心密切相关,单纯的攻下之法不可取,只有补益各脏之不足,运用补益药配合少量的润下药,标本兼顾方可奏效,这正是中医理论"整体观念""辨证论治"之特点的具体体现。根据中医理论中"虚则补之"的治疗原则,即运用补益的方法来治疗便秘,即"以补通塞""以补治秘"。《素问·至真要大论》提出"逆者正治,从者反治",此为反治法,体现了中医的治病求本原则。

2)"补肺强肾养心,调肝理脾健胃,通腑润肠"治法:田老师在本病的治疗上以中医理论为依据,辨证与辨病相结合,发挥中医辨证治疗多角度、多层次的特长和优势。综合患者的临床表现、舌象、脉象,辨证分析,针对本病的病机提出"调肝理脾健胃,补肺强肾养心,通腑润肠"的具体治疗法则和"秘而不通,通而不秘,扶本达标"的技术路线,灵活运用中药,科学配伍,形成自己独特的用药风格,在临床上取得了满意疗效。

3)补肺强肾养心:肺气虚,气机升降失常,无力推运,则生便秘;且肺为水之上源,若肺失宣降,水液不行,则肠道干枯而大便难,故肺气郁闭,可形成上窍塞而下窍闭之便秘,治宜降肺气,以"开上窍以通下窍"之法,即所谓的"提壶揭盖"之法。田老师常用黄精、栝楼仁、紫苏子、桔梗、杏仁、升麻、陈皮、枳壳、紫苏梗等,以治肺而使肛门启闭有度,此乃下病治上之法,亦为腑病治脏之法。此方中田老师常用栝楼仁一味,因此药入肺、大肠经,具有润肺、散结、滑肠之功效。在《饮片新参》亦有记载:栝楼仁治老年或病后之肠结便秘。肾司二便,若肾阳气虚衰,则阴寒内生,肠道运传无力,大便亦难出。故补肾精温肾阳使阴凝得解则便通,补肾精、滋肾阴使津液濡润则便解。在治疗上应调节阴阳平衡,以免矫枉过正。田老师治用肉苁蓉、牛膝、附子、肉桂、当归、桑葚、山茱萸、何首乌、黑芝麻、菟丝子、淫羊藿、枸杞子等。此方重在扶正固本,从肾论治。田老师亦常用肉苁蓉通便,因此药入肾、大肠经,具有补肾、益精、润燥、滑肠之功效。因心主血脉,若心气不足,则血脉不畅,血运障碍,则无以推动,动力不足,则大肠传送无力,故大便难,故在当归、黄精、栝楼、薤白、柏子仁、酸枣仁等润肠类中药的基础上加减。此方中田老师推崇黄精一味,因其味甘,性平,入脾、肺、心经,且益心气、养脾阴,能补通运,具有化生气血之功。田老师还指出"久病则入络",长期的便秘可导致肠道血行不畅,继而气机升降失调,而加重便秘。如此的恶性循环使得便秘更加缠绵难愈,故治疗组方中应配合应用活血祛瘀的药物,如桃仁、红花、赤芍、丹参等。

4)调肝理脾健胃:田老师治疗肝阴血不足之便秘,治宜滋水涵木,以"增液行舟",方用当归、生地黄、何首乌、玄参、枳壳、白芍、郁李仁、柏子仁、桃仁等。若为肝失疏泄之便秘,治宜疏肝清热,方用柴胡、槟榔片、郁金、薄荷、牡丹皮、香附、火麻仁、决明子、吴茱萸、枳实、莱菔子等。若为中气不足者应健脾益气,以"益气通幽",方用党参、黄芪、木香、陈皮、白术、砂仁、甘草等。田老师善用白术治疗脾虚便秘,认为其为止泻良药,且可通便,具有双向调节的作用。

5)通腑润肠:田老师认为治疗便秘固护人体正气十分重要,即中医所讲的"正气存内,邪不可干"。但便秘多为有形之邪导致,如《医学启源》所云:"实者泻之。"以泻下法为治,而使腑气通畅,气血调和,故治疗便秘配合通下药亦十分重要。便秘为实者用大黄,为虚者用酒大黄。若正气虚弱者,应考虑邪正两个方面,既要泻实又要扶虚。泻下剂多易伤胃气,应得效即止,不可过用。

 温阳通便治冷秘(《肛肠病验案良方》)

张某,女,73岁。2008年12月17日初诊。主诉:便秘6年。该患者6年前无明显诱因开始出现便秘,腹胀难忍。自服芦荟胶囊等通便药后大便可下,后渐无效,需加用开塞露大便方可排出。近2个月症状又有加重,需自行灌肠大便方可缓下,伴见面色晦暗,四肢不温,喜热怕冷,腰膝酸冷,舌淡,苔白,脉沉迟。诊断为便秘,证属阳虚。治宜温阳通便。方用济川煎加减。

处方:肉苁蓉50g,黄精50g,怀牛膝30g,吴茱萸15g,炮姜10g,小茴香10g,淫羊藿30g,肉桂15g,决明子30g,桃仁15g,栝楼仁30g,枳壳30g,木香15g,枳实20g,槟榔片20g,黄芩20g,栀子15g,白术20g,莱菔子30g。

水煎服,每日1剂,早晚分服,每次100ml。

二诊:服药7剂后,大便艰涩症状有所减轻,但仍排出困难,腹胀亦稍减。舌淡,苔白,脉沉迟。药证相合,原法守治。继服14剂,大便可自下。

按:冷秘是由阳气虚衰,寒自内生,肠道传送无力所致,治宜温阳通便。济川煎原方由当归、肉苁蓉、牛膝、茯苓、升麻、枳壳六味药物组成,用于老年人及肾虚便秘者,有温阳、润肠通便之功。"济",有接济滋养之意;"川",有津液分布之形。《素问·阴阳应象大论》曰:"六经为川,肠胃为海。"本方温肾养血,润肠通便,服之可使肾气盛,津液充,肾、肝、肠三经得以滋济,从而大便通畅,故名"济川煎"。《景岳全书》卷34秘结:"便闭有不得不通者,凡伤寒杂证等病,但属阳明实热可攻之类,皆宜以热结治法,通而去之。若察其元气已虚,既不可泻,而下焦胀闭又通不宜缓者,但用济川煎主之,则无有不达。"方中黄精滋肾润肺,补脾益气;肉苁蓉温补肾阳,润肠通便;二者重用共为君药。怀牛膝强腰健肾,善于行下,入肾以养精,为臣药。淫羊藿、肉桂补肾助阳;吴茱萸、炮姜、小茴香温补脾胃之阳;槟榔片、枳壳宽肠下气;木香、枳实理气助通便;决明子、桃仁、栝楼仁润肠通便;白术、莱菔子健运脾胃;上药共为佐药。更于大队辛温助阳药中,稍加黄芩、栀子两味,以防过热伤阴。综观全方,温补而无过热之虞,使肾阳得通,气机通畅,大便得下。

案 挂线疗法治慢性便秘

160 例患者均采用腰椎麻醉,取侧卧位,肛周、肛内常规消毒,铺无菌巾,寻找尾骨尖,选择肛门后正中位,于肛门缘与尾骨尖连线中点(长强穴)为切口外缘。于肛门缘与尾骨尖连线中点向肛缘方向依次切开皮肤及皮下组织,切口大小及切开深度因人而异,长 1～3cm,深 0.3～0.5cm。左手食指插入肛内引导,指腹推压耻骨直肠肌,以肛门缘与尾骨尖中点为入路,用小弯血管钳(或球头探针)由外向里探入,视患者耻骨直肠肌肥厚的程度,从齿线上 0.5～1cm 处探出(穿透耻骨直肠肌 1/2～2/3),引出橡皮筋,进行收紧结扎。仔细检查有无出血点,必要时给予结扎止血,肛门内纳入太宁栓 1 枚(或其他消炎止痛栓剂)。创面及挂线处注射长效止痛剂 5～15ml,局部揉按,使药液浸润充分。术后注意:术后每次便后肛周常规换药,直至创面完全愈合;选择应用抗生素 3～5 日预防感染;橡皮筋 7～10 日自动脱落,如不能脱落,可剪除;必要时术后第 2 周配合扩肛,每周 1～2 次,持续 4 周;术后配合饮食调理,并养成良好定时排便习惯。160 例患者总有效率 98.7%,疗效显著。

按:耻骨直肠肌痉挛性肥厚致使盆底出口处梗阻为特征的排便障碍性疾病,主要表现为肛门紧、排便时肛门"打不开"、排便费力、排出困难、排便时间明显延长等。该术式要求较高,不仅要求术者熟悉肛周解剖,还对手术者的临床经验要求较高,术中要仔细分离耻骨直肠肌,勿戳伤直肠壁,同时离断耻骨直肠肌的多少还要根据患者的病情和耻骨直肠肌肥大痉挛程度而定,许多专家对此持慎重态度,推广应用有一定难度。

案 经肛闭式切除修补术治直肠前突Ⅲ°、混合痔所致出口梗阻型便秘

裴某,女,76 岁。主诉:排便困难 10 年,住院治疗。入院诊断:①直肠前突(Ⅲ°)。②混合痔。患者入院时症见:排便困难,有排便不净感,便意频,大便日排 3～5 次,每次 30min 以上,质软或不成形,量少,需指压会阴部协助排便。无便血、疼痛等。近期常口服泻剂或甘油灌肠剂灌肠。曾行肠镜及妇科检查,未见占位性病变。经直肠指诊及排粪造影检查示:直肠前突(Ⅲ°)。专科检查:肛门外形不整,前后位肛缘皮肤隆起,指诊可触及肛管上方直肠前壁凹陷的薄弱区,嘱患者做排便动作时可使薄弱区向阴道方向凸出更为明显,无勒指感。肠镜见前、后位齿线处黏膜隆起,色暗红。

清洁肠道,在骶管麻醉下行经肛直肠前突闭式切除修补术。根据前突大小,用长弯钳(24cm)纵形钳夹直肠前突部位的肠壁黏膜并带部分肌层,钳夹范围应大于前突,剪除钳上组织,然后从钳尖开始用 2-0 可吸收线自近心端向下绕钳

连续缝合,拉出长弯钳并抽紧可吸收线,再从远心端自下而上连续包埋缝合原切口,切口周围以1∶1的消痔灵注射液注射,然后根据术前检查情况处理其他原发病及松解部分内外括约肌和耻骨直肠肌。改变肛直角,降低粪便对直肠前壁的侧压力。止血、消毒,包扎,丁字带固定。术后注意:术后72h禁食,控制排便4天,肠外营养。予换药抗炎等对症治疗。术后15天行肛门指诊,可触及凸向阴道侧的前位直肠前突消失,并形成一条柱状瘢痕。经过18天的治疗,患者排便困难的症状消失,痊愈出院。手术后6个月和12个月随访,患者大便每日1~2次,无排便困难症状。

按:女性直肠阴道隔薄弱直肠壁突入阴道内,亦是排便困难的主要因素之一,直肠前壁由直肠阴道隔支撑,该隔主要由骨盆内筋膜组成,内有肛提肌的中线交叉纤维组织及会阴体。若直肠阴道隔松弛,则直肠前壁易向前膨出,类似疝突出。长期排便习惯不良者,多产妇、老年女性会阴松弛可引发肛直角的改变。女性直肠前突是直肠阴道壁松弛造成了直肠阴道陷凹,粪块进入陷凹并积存,引起排粪障碍。排粪困难是直肠前突的主要症状。用力排粪时腹压增高,粪块在压力的作用下冲向前突内,停止用力后粪块又被挤回直肠,造成排粪困难。由于粪块积存在直肠内,患者即感下坠,排便不尽而用力努挣,腹压进而增加,使已松弛的直肠阴道隔承受更大的压力,从而加深前突,如此形成恶性循环,排粪困难越来越重。

 穴位埋线联合济川煎治结肠慢性传输型便秘

38例结肠慢性传输型便秘患者,中医辨证属虚秘,穴位埋线联合济川煎口服治疗。取穴:足三里(双)、天枢(双)、大横(双)、大肠俞(双)、肾俞(双)。器械及药物:12号硬膜外穿刺针,1号皮肤缝合针,2号无菌羊肠线,持针器,手术镊,手术剪,生理盐水,2%盐酸利多卡因,20ml注射器,聚维酮碘(碘伏)棉球,消毒弯盘。按无菌要求操作。将羊肠线放在生理盐水中浸泡5min,嘱患者取仰卧位,充分暴露腹部及双下肢,局部碘伏棉球消毒,利多卡因局麻。用持针器持皮肤缝合针将4cm长羊肠线双股从左侧天枢穴起针透同侧大横穴,深达穴位肌层,每穴重复埋线3次,同法处理右侧天枢透大横,重新消毒,局部敷料包扎。用12号硬膜外穿刺针快速刺入左侧足三里穴,缓慢送至所需深度,约4cm,得气后,退出针芯将4cm长羊肠线植入穴位针管边推针芯边退针管,重新消毒,局部敷料包扎,同法处理右侧足三里穴。嘱患者取俯卧位,背部操作同腹部,双侧大肠俞透肾俞。疗效不佳者15天后重复埋线1次。方用济川煎加减。

处方:肉苁蓉20g,当归15g,牛膝15g,生地黄15g,枳壳15g,升麻10g,泽泻15g,何首乌30g,全栝楼30g,柏子仁15g。

29

加减：腹胀加厚朴 15g，莱菔子 15g。

每日 1 剂，加水煎汁约 200ml，于中、晚饭后 1h 服用，每次 100ml。

治疗 3 个疗程（90 日）停药，随访 3 个月判定疗效。临床痊愈 27 例，显效 5 例，有效 2 例，无效 4 例，总有效率 84.21%。

按：脏腑功能逐渐衰退，真阳不足，至脾肾阳虚，温煦失职，蒸腾气化作用减弱，肠道失于濡养，糟粕不行而停留肠道，故以济川煎温肾气益其精，补其有形之不足，脾失运化，肾精亏虚则肠道失于濡润，糟粕内停，可致便秘；肾育元阴元阳，肾精不足、命门火衰则阴寒凝滞，大肠失于温煦，传导无力而致便秘，正如《素问·至真要大论》所谓"大便难……病本于肾"。穴位埋线疗法属埋植疗法范畴。足三里乃胃之合穴，具有健脾理气之功；大肠募穴天枢，足太阴脾经之大横具有调气机、理气血之功；肾俞补益肾气，益肠通便。诸穴合用"调理气血，温阳通便"。穴位埋线是将异体蛋白植入相应穴位，增强物理、化学刺激以达到改善血脉循环，恢复组织器官功能，补其无形之不足；济川煎中药补其有形之不足，以提高机体营养代谢并产生一种持久效应的作用，两种方法互为补充，疗效更为显著，远期效果理想。

案 活血化瘀治血瘀便秘

参照《中医病症诊断疗效标准》和中华医学会制定的《便秘诊治暂行标准》确诊 46 例慢传输型便秘者：排便间隔时间延长，排便频率≤2 次/周；每次排便时间延长＞15min 以上，病程＞3 个月；粪便干燥坚硬，或颗粒便、硬便，重者大便艰难，或先干后稀，临厕无力努挣，挣则汗出气短，时有腹痛腹胀，矢气少。中医辨证血瘀型便秘。除上述症状外可伴面色晦暗，舌暗淡或舌边有瘀斑，苔白，脉涩。拟方化瘀通便颗粒。

处方：当归 30g，川芎 15g，生地黄 25g，赤芍 15g，桃仁 15g，炙黄芪 25g，陈皮 20g，柴胡 15g，枳实 20g，桔梗 20g，甘草 10g。

加减：气虚血瘀证加党参 20g，白术 20g，茯苓 20g；气滞血瘀证加厚朴 20g，木香 20g；津亏血瘀证加肉苁蓉 20g，黄精 20g，火麻仁 20g；热盛血瘀证加栀子 20g，黄芩 20g，牡丹皮 20g；寒凝血瘀证加吴茱萸 25g，干姜 20g；肾虚血瘀证可加桑寄生 15g，肉苁蓉 20g，山药 20g，补骨脂 20g 以补肾活血通便。

每日 1 剂，水煎服，早中晚各 1 次，每次 100ml；连续用药 2 周为 1 个疗程。治愈 15（32.6%）；显效 21（45.7%）；有效 7（15.2%）。

按：古代文献中，治疗便秘的方剂中不乏活血化瘀药。如陈士铎《石室秘录》载："凡久病之后，或大便一月不通，不必性急，止补其真阴，使精足以生血，血足以润肠……大便自出，不可视为根本之病，而速求其愈……方用熟地黄一两，玄参一两,当归一两,川芎五钱,火麻仁一钱,大黄一钱,桃仁十个,红花三分,水煎服。"陈氏虽言补阴使精足以生血,但毕竟久病之后,必有瘀滞,又大便一月不通,糟粕停留肠道必压迫肠道脉络而致血行不畅,所以方中用当归、川芎、大黄、桃仁、红花以活血化瘀,使瘀去络通,则血自生,肠自润。

案 针灸配合心理疏导治慢性传输型便秘

沈某,女,52岁。2009年4月来诊。自述:便秘15年,开始无便意感,3~4天排便1次,粪质干燥,排出困难。自行间断性地服果导片等药物,症状可缓解。近3年来,便秘症状逐渐加重,排便周期越来越长,7~8天排便1次,靠泻药和开塞露维持排便。近1个月,病情加重,伴腹胀、烦躁。肠镜示:结肠黑变病。结肠慢传输试验确诊为:结肠传输减慢。治疗取穴:足三里、大肠俞、天枢、支沟、上巨虚。若热明显则加合谷、曲池;气滞则加行间、大敦;气血虚弱加脾俞、胃俞;寒秘灸神阙、肾俞。得气后每穴留针30min,每隔10min行针1次。10天为1个疗程,休息3天。6个疗程为1个治疗周期。刺激手法以患者能耐受为宜。另外,根据个体心理异常的差异、消除不良刺激因子等心理治疗,纠正情绪、起居、活动、饮食等不良生活方式。每例患者就诊时,心理疏导不少于10min。按上述方法针灸治疗1个周期并辅助心理疏导,患者排便间隔明显缩短,平均2~3天排1次。便质成形,腹胀消失,心情舒畅。出院后第1、2、6个月分别随访,排便情况基本正常。

按:针灸治疗产生的经络感传作用可加快肠蠕动,缩短排便周期,缓解便秘症状。有文献报道,当刺激这些特定穴位时,可引起对这个组织中心所主管的器官系统的双向调节效应。尽管只是简易的心理疏导,但该法不仅降低了便秘的复发,而且由于症状的有效缓解使患者精神振作,增强了战胜疾病的信心和决心,效果显著。

案 改良闭式修补术手术治直肠前突型便秘

骶管麻醉显效后,取截石位,常规消毒铺巾,根据前突大小,用长弯钳(24cm)纵形钳夹直肠前突部位的肠壁黏膜及部分肌层,钳夹范围应大于前突,剪除钳上组织,然后从钳尖开始用2-0可吸收线自近心端向下绕钳连续缝合,边抽大弯钳边抽紧可吸收线,再从远心端自下而上连续包埋缝合原切口直至直肠凹陷消失,切口周围0.5cm处呈"U"字形注射硬化剂,如果肛门较窄或肛直角较小,可于左后或右后位松解部分外括约肌皮下部、内括约肌和耻骨直肠肌,至麻醉状态下可以容纳两指,然后根据术前检查情况处理其他肛门直肠疾病。

术后进流质或无渣饮食3天,以延长术后排便时间;中药煎剂坐浴;肛泰栓纳肛;凡士林纱条换药;适当应用抗生素以预防感染;对有排尿困难或尿潴留患者,留置导尿1～2天;术后患者养成良好的生活习惯,定时排便,多饮水,多食水果、蔬菜等防止便秘。

按:该术式在传统闭式修补术的基础上改良而成,故操作简单;切除直肠前壁脱垂的黏膜,增加了直肠有效通过面积,双重缝合既减少了出血,又降低了术后感染;配合硬化剂注射,可使局部产生无菌性炎症,使组织纤维化,有效防止直肠黏膜与肌层分离,进一步加强了直肠阴道隔,增加直肠前壁的承托力。

经验方 自拟扶本润肠舒(《辽宁中医杂志》)

制方思路:"肝脉绕后阴",调肝以通达大肠脉络。小便属清道属气,大便属浊道属血,肝藏血主疏泄,调肝以充盈气血;"脾主运化",理脾以达健运,充盈水谷精微;"肾主二阴",司开合,强肾以助元气,增加排泄动力;"肺与大肠相表里",补肺以助百脉,强壮大肠功能,调节排泄,以助通畅。

处方:决明子30g,当归20g,柴胡20g,桃仁15g,厚朴30g,枳壳20g,槟榔20g,莱菔子30g,肉苁蓉30g,牛膝20g,杏仁15g,栝楼仁30g,黄精30g。酌加大黄15～30g,或酒大黄20～30g。

功效:调肝理脾,补肺强肾,通腑润肠。

主治:因动力缺乏,气血不畅所致的便秘。

方解:决明子,入肝经,"足厥阴肝家正药",清肝利水通便,主治习惯性便秘;柴胡,入肝、胆经,《神农本草经》言"主心腹肠胃中积气,饮食积聚,寒热邪气,推陈致新",疏肝,和解表里,治胸满胁痛,下利脱肛;当归,入心、肝、脾经,补血和血,润燥滑肠,治肠燥便难,赤痢后重,痛瘕结聚;桃仁,入肝、大肠经,破血行瘀,润燥滑肠,主治血燥、便秘,《医学启源》言"治大便血结";四药合用,强助肝气,调肝助血,以补后阴之动力;厚朴,入脾、胃、大肠经,温中下气,燥湿消痰,治胸腹痞满胀痛,宿食不消,寒湿泻痢,温降散滞;枳壳,入脾、大肠经,破气消积,治胁胀食积,《日华子本草》言"健脾开胃,调五脏、下气、止呕逆……利大小肠";槟榔,入脾、胃、大肠经,破积下气,引水,治食积,脘腹胀痛,泻痢后重,《本草纲目》言"除一切风,下一切气,通关节,利九窍,补五劳七伤,健脾调中,除烦,除癥结";莱菔子,入脾、胃经,下气,消食,利大小便,助肺治喘,主治食积气滞,胸闷腹胀,下痢后重;四药合用,理脾行气,助阳散结,强散精气,助脾之运化水谷之功能;肉苁蓉,入肾、大肠经,补肾、益精、润燥、滑肠,治血枯便秘,《神农本草经》言"主五劳七伤,补中,除茎中寒热痛,养五脏,强阴、益精气";牛膝,入肾经,散瘀血,消痈痕,补中续绝,助十二经气,治心腹诸痛,疗脐下坚结,《本草经疏》言"走而能补,性善下行";两药合用,强肾益气,助元阳利二阴,通二便;黄精,入肺经,润心肺,补宗气,《本经逢原》言:"宽中益气,使五脏调和,肌肉充盛,骨髓坚强";杏仁,入肺、大肠经,助肺润肠,下气温便,《药性论》言"治腹痹不通……治心下急满痛,除心腹烦闷";栝楼仁,入肺、大肠经,润肺、散结、滑肠,治结胸、便秘,肺燥热渴,大便秘,《饮片新参》言"清肺,化热痰,润肠,通大便",《中药志》"治老年或病后之肠结便秘";三药合用,润肺助气,调和百脉,下利大肠;大黄,入胃、大肠经,泻热毒,破积聚,行瘀血,治实热便秘,谵语发狂,食积痞满,荡涤肠胃,推陈致新,通利水谷,调和化食,安和五脏。活用大黄,以疗顽固之秘疾,实者用大黄,虚者用酒大黄。诸药合用,共奏调肝理脾,补肺强肾,通腑润肠之功效,以达"扶本润肠,以补治秘"之目的。

用法:水煎服,每日 1 剂,分 3 次温服,每次 100ml。崔茜用本方口服治疗 56 例中老年人便秘,参照中华医学会外科分会肛肠学组《便秘诊疗暂行标准》中便秘的疗效标准判定,治愈 47 例,好转 7 例,未愈 2 例。治愈率 83.92%,总有效率 96.43%。20 天为 1 个疗程。服药后 10 天为第 1 次随访时间,20 天为第 2 次随访时间,随访 2～3 个月未见复发。

3. 便秘用药的几点注意事项

●长期使用泻药,可造成对泻药的依赖,使直肠黏膜的应激性降低,一旦停药,正常的排便功能难以恢复。急性便秘可选择盐性泻药、润滑性泻药、刺激性泻药,但时间不要超过 1 周;对长期慢性便秘,特别是引起粪便干燥阻塞者,可使用灌肠法。

●对慢性便秘,口服中药调治时间宜长而缓,并随着症状的改善辨证用方或逐渐减少药物剂量,忌服有刺激性的泻药,如大黄、芒硝、番泻叶、蓖麻油等。因为这类药在小肠部位即起导泻作用,如果多用可引起腹泻、失水、失钾,导致代谢紊乱。

●忌长期服用液状石蜡。长期服用该药,会影响脂溶性维生素的吸收,刺激胃肠道肉芽组织增生。

●老年便秘患者应谨慎使用能抑制胃肠道蠕动的镇静剂、抗胆碱药(如阿托品、颠茄、山莨菪碱等)和有收敛作用的含铝制剂、钙制剂、可待因等药物,因为老年人对这些药物非常敏感,服用这些药物后可能诱发或加重便秘。

另外,老年人如有心肾功能不全、高血压、肠梗阻或肠出血,禁用刺激性泻药酚酞(果导)。

附　结肠黑色素沉着病

1. 概念及发病机制

中医古籍中无结肠黑色素沉着病记载,可参照"肠郁"进行辨证论治。现代医学指出结肠黑色素沉着病(melanosis coli,MC)是指大肠黏膜固有层内巨噬细胞含有脂褐素的一种黏膜色素沉着性病变,具有非炎性、良性、可逆性的特点。一般不超过回盲部和齿线,本病以结肠的远端为常见。

发病的因素与因长期便秘而服用蒽醌类的泻药有关,如番泻叶、麻仁丸、大黄、牛黄解毒丸等,但服用时间的长短与疾病的轻重无关。结肠黑色素沉着病与肿瘤的关系尚不清楚,有文献报道本病患者中大肠新生物的发病率较高。

2. 表现

本病一般无临床症状,亦无特异性体征,合并肠炎、息肉等肠道疾病,可有腹胀、腹泻等症状,多经内镜检查发现。

3. 辅助检查及病理

结肠镜检查:可见看似虎皮或槟榔样切面斑纹,在色素斑块之间可见灰白色或灰黄色黏膜,病情较重时可见棕褐色或黑褐色色素沉着性改变,呈现出颗粒状、网格状或豹皮、蛇皮样改变,病变区肠黏膜色泽暗淡,反光差。

X线检查:可见降结肠和乙状结肠连接处有环形狭窄,肠能动性紊乱,播散性肠痉挛。

病理:固有层间质内有不同程度的吞噬棕褐色色素的巨噬细胞沉积,上皮细胞层正常。

特殊染色检查:①普鲁士蓝染色:色素颗粒呈阴性反应,表示颗粒为非含铁血黄素颗粒。②Lillie硫酸亚铁染色:色素颗粒呈阳性反应,表示颗粒为黑色素颗粒。

4. 分度

按肠镜表现分为三度:

Ⅰ°呈浅黑褐色,类似豹皮,淋巴滤泡上可见不对称的乳白色斑点,黏膜血管纹理隐约可见。

Ⅱ°暗黑褐色,在暗黑褐色黏膜间有线条状的乳白色黏膜,血管多不易见到。

Ⅲ°深黑褐色,在深黑褐色黏膜间有细小乳白色线条状或斑点状黏膜,血管纹理看不见。

5. 诊断

诊断主要根据便秘或者服用蒽醌类泻药的病史,结合肠镜和病理即可确诊。

6. 鉴别诊断

(1)棕色肠道综合征:见于成人乳糜泻之有维生素E缺乏者,肠褐色素沉积于肠道平滑肌细胞核周围,使小肠和结肠外观呈棕褐色,但结肠黏膜则无色素沉着。

(2)结肠色素沉着症伴肠癌:Shinya提出本症同时有结肠息肉病变,黏膜色素可有粉红或白色改变,较易鉴别。柴同海提出,本症多见于老年人,约55%

的患者同时会伴有结肠肿瘤,应做结肠全面检查以鉴别。

7. 治疗

一般停用蒽醌类泻药后,色素沉着斑可逐渐消退。对于有症状者,则对症治疗。但当并发息肉时,宜内镜或手术摘除。

8. 田老师"平补五脏虚弱,理气活血养荣"论治结肠黑色素沉着病(《实用中医内科杂志》)

田老师在临证辨证立法用药的同时,结合宏观整体辨证与局部微观结肠镜所见互为合参,辨证与辨病、宏观与微观的有机结合,发展了经典的中医辨证论治,其认为:本病与传统中医外科所见黄褐斑、老年斑等皮肤色素沉着应有一致性,俱为肝肾阴虚,气郁血虚,肌肤失养所致。便秘病位在大肠,但与各脏密切相关,便秘病久体虚,或年老之人,阳气渐衰,如黄昏日落,此时图一时之快,滥用攻下,日久必耗损正气,使虚者更虚,便秘反而加重。另诸脏功减,脾肾阳虚则一身阳气皆虚,阴寒内生,血液凝滞不畅,肝失条达而气滞,肺虚宣降失常,无以助心行血,心气不足无以鼓动血脉,即久病入络,血脉瘀阻,肠壁失养而现棕褐色或黑褐色。田老师综合大肠黑变病临床特点:本病几乎都是长年便秘,肠管蠕动减慢,又长年服用泻药者,耗损阴津,五脏俱虚;复查肠镜示:发现大肠黑变病特征性病变,为久病入络,气血不荣于肛管黏膜所致,故中医辨证上,五脏虚弱而便秘为本,气血不荣肠管黑变为标。四诊合参,针对本病心肺气虚、肝阴(血)虚、脾肾阳虚而肠壁失养,久病入络的病机,在"以补治秘"的基础上,提出"平补五脏虚弱,理气活血养荣"的治疗法则,滋养肠壁,消除黑斑。处方常以黄精、玉竹、桃仁、杏仁、栝楼仁、肉苁蓉、枳实为基础方加减。

 平补五脏虚弱,理气活血养荣治结肠黑色素沉着病

马某,男,74岁。2005年1月初诊。便秘10年,加重5年,服用芦荟胶囊或使用开塞露方能排便,现服用芦荟胶囊也不能排便。症见:大便难下,3～4日1次,便黏腻不爽,面色无华,头晕目眩,急躁易怒,口干渴,舌暗,苔薄白,脉沉弦细。初诊内镜下表现为:黏膜充血水肿,棕褐色或黑褐色色素沉着性改变,呈现出豹纹样改变。症状分析:该患者年老血虚不上荣则面色无华,头晕目眩,血虚津少,无水舟停,不能下润大肠;气血虚弱,肠管蠕动无力,故大便难下;土虚木乘,寒湿内困,故便黏腻不爽;阴血虚不能制阳而致烦躁易怒,口干渴,舌淡,苔薄白,脉沉弦细为肝肾阴血不足。治宜平补五脏虚弱,理气活血养荣。

处方:黄精50g,桃仁20g,杏仁15g,栝楼仁20g,玉竹20g,白头翁50g,枳实30g,黄芩30g,菜菔子50g,泽泻30g,赤芍15g,肉苁蓉30g。

后每诊均以本方随证加减。

2005 年 5 月复诊,大便每日 1 次,无黏液,黄软便,面色见红润,无头晕,舌淡,苔薄白,脉沉。复诊内镜检查肠黏膜血管清晰,黏膜光滑,呈淡橘红色,形态大致正常。

按:本病为长期服用泻药所致,尤其以蒽醌类为著,蒽醌类泻药属于刺激性泻药,长年服用泻药,耗损阴津,五脏气血俱虚。黄精,上入心肺,有养心阴润肺阴之功;中入脾胃,有滋养补脾、养阴开胃之功;下入肾,可补阴血,填精髓,理虚弱;多用于病后虚弱,阴血不足;玉竹滋养气血,益阴润燥,平补肺胃。前人经验黄精可代参芪,玉竹可代参地,二者合用,平补诸脏,尤其鼓舞心气充沛而促肠道排便,以补治便秘之本,滋养肠壁,助其恢复生机,故为君药。桃仁润燥滑肠,破血散瘀,与赤芍共入血分,化血络之凝瘀;杏仁苦温,质润多脂,能散能降,功擅润肠通便,尚入肺经,走气分,降肺气之上逆,以宣肺气而通大便之功;桃仁、杏仁合用一血一气,其功益彰,润肠通便,行气活血,使结肠黑色素沉着病局部气血健运,濡荣于色;白头翁、黄芩清热燥湿解毒,其中白头翁中"去肠垢,消积滞"(《本草纲目拾遗》),五药共治黑色素沉着病之标,故为臣药。栝楼仁清肺胃之热、涤痰导滞,又宽胸下气,开胸散结,下润大肠以通便;枳实苦温降气,善于破滞气、行痰湿、消积滞、除痞塞,为中焦脾胃之要药;二药参合,徒增宽胸散结、润肠通便之功;肉苁蓉味咸、甘,性温,入肾经血分,补肾阳,助相火,用于治疗老年虚弱,产后血虚,或津液不足,肠燥便秘等症;莱菔子消食除胀,降气化痰,用于治疗食、湿、积滞之证,对便秘重者效显,调气之力大;泽泻气平,味甘而淡,利水而泻下伏火;赤芍散邪,能行血中之滞;二药与白头翁、黄芩相合使全方温而不热。栝楼仁、枳实、肉苁蓉、莱菔子理气活血以养荣,增液行舟以润肠,共为佐使。全方达到平补五脏、滋养肠壁之效。

7. 预防与调治

●停用蒽醌类泻药,多吃水果、蔬菜等富含纤维的食物,多饮水,多锻炼,有助于缓解便秘。

●积极治疗便秘,尽量不长期使用泻药。

●对合并单颗或多颗息肉者,病理检查证实未恶变者,可在肠镜下行套扎术;若合并结肠癌则按肠癌手术方式处置。

其他肛肠疾病

痔

痔，又称痔疮、痔疾、痔病等，是肛垫病理性肥大，下移和肛周皮下血管丛血流瘀滞而形成的团块，是人类特有的常见病和多发病。

祖国医学认为，痔多由饮食失调、嗜食辛辣厚味，或感受外邪、起居不慎、久坐久立、负重远行、久泻、妊娠胎气等因素，引起中气下陷，筋脉松弛，气滞血瘀，燥热浊气，结聚于肛肠而发病。对于痔的描述，中医学早在夏商时期的甲骨文中就有记载，在数千年的临床经验中，对痔的认识非常深刻，积累了宝贵的经验外，还有独特的医学理论体系。《黄帝内经》是最早阐述痔疮主要成因的文献，《素问·生气通天论》中记载："因而饱食，经脉横解，肠澼为痔。"又如《医学纲目》中"肠澼为痔，如大泽之中有小山突出为痔[峙]，入于九窍中，凡有小肉突出皆曰痔"。对痔的形状及临床表现，在《奇效良方》中云："痔于肛门生窟，或在外面或在内，有似鼠乳者，有似樱桃者，其形不一；其病有痛有痒，有硬有软……有肿痛便难者，有随大便下清血不止者，有穿窍血出如线者。"《疡科经验全集》对痔的病因病机和辨证论治进行系统的论述，提出十五痔的分类法，还增加了附图说明。后来《外科正宗》在此基础上进一步阐述，并介绍了枯痔钉、枯痔散等疗法。早期发现的《五十二病方》中，首先描述了痔的症状和痔的结扎术，而在《神农本草经》首载治疗痔瘘药物 20 余种。《太平圣惠方》中首创枯痔钉治法，对痔进行专门章节讨论。

1. 辨证论治

（1）风伤肠络证：

症状：便前或便后下血，色鲜红，为滴血或者喷射状出血，或有肛门瘙痒，或伴口干，大便秘结。舌红，苔薄白或薄黄，脉数。

治法：清热凉血祛风。

方药：凉血地黄汤加减（生地黄、当归、地榆、槐角、黄连、天花粉、生甘草、升麻、枳壳、赤芍、荆芥、黄芩）。

（2）湿热下注证：

症状：便血色红量多，肛内肿物外脱，可自行还纳，肛门灼热痒痛，大便黏滞不爽。舌红，苔黄或腻，脉滑数。

治法：清热利湿，祛风活血。

方药：脏连丸加减或止痛如神汤加减（秦艽、桃仁、皂荚、苍术、防风、当归尾、黄柏、泽泻、槟榔、生大黄）。

（3）气滞血瘀证：

症状：反复便血，肛内肿物脱出，坠胀疼痛，甚则肛缘隆起等，触痛明显。舌暗红，甚至见瘀斑瘀点，苔白或黄，脉弦细涩。

治法：行气活血，消痔散结。

方药：活血散瘀汤加减（当归尾、赤芍、桃仁、大黄、川芎、牡丹皮、枳壳、栝楼、地榆、槐角、槟榔）。

（4）脾虚气陷证：

症状：便血色鲜红或淡红，肛门坠胀，肛内肿物脱出不能还纳，神疲乏力，少气懒言，面色无华，纳少便溏。舌淡胖，边有齿痕，苔薄白，脉细弱。

治法：健脾益气，升阳举陷。

方药：补中益气汤加减（黄芪、党参、白术、当归、陈皮、升麻、柴胡、炙甘草）。

2. 外治法

外治法是采用熏洗、敷药、塞药等方法，使药物直接作用于患处表面而达到治疗效果的方法。

（1）熏洗法：适用于Ⅱ、Ⅲ、Ⅳ期内痔，炎性外痔，肛门手术后肛缘局部水肿、疼痛等，主要发挥活血散瘀、消炎消肿、止血止痛的功效。

常用药物：五倍子汤、苦参汤、硝矾洗剂等。若皮肤瘙痒，可用苦参汤加百部30g，白鲜皮30g，荆芥皮15g，川花椒15g；局部热证明显者，可用苦参汤加千里光30g，蒲公英30g，大黄60g；水肿甚者，可用苦参汤加苍术25g，泽泻25g，土茯苓30g，芒硝15g，白矾15g，或用苦参汤合五倍子汤。

操作方法：将中药放入砂锅中，加水5 000ml浸泡0.5h后加热15～20min，去渣将药液倒入坐浴椅上，趁热气熏洗，待温度约40℃时，再臀部坐浴15min。

注意：水温勿过高，以免发生烫伤。

（2）敷药法：适用于各期的内痔和各种外痔发炎者，也可用于术后肛缘水肿、混合痔肿痛者，起到清热解毒、消肿生肌、止血止痛的作用。

常用药物：金黄膏、黄连膏、生肌玉红膏、红油膏、马应龙麝香痔疮膏、肛泰膏等。

操作方法：肛门清洗或坐浴熏洗之后，将药膏装入油膏注射枪中，注入肛管直肠腔内,或直接挤入肛管内,或直接敷于患处皮肤。

注意:如使用注射枪,避免动作粗暴损伤肛管直肠黏膜。

(3)塞药法:适用于各期内痔出血、肛窦炎、肛裂等,通过借助体温熔化,起到消炎消肿、止血止痛的作用,保护黏膜,促进黏膜修复。

常用药物:太宁栓、痔疮宁栓、九华栓等,包括各医院自行研制并使用的一些栓剂。

操作方法:待肛门洗净或熏洗之后,戴上手套,用食指将栓剂顶入肛门,也可先在栓剂头端涂上少许甘油或者油膏润滑后再纳入肛内。

注意:夏天勿将药栓存放在高温日晒处,防止药栓熔化。

(4)结扎疗法:结扎疗法方法较多,不仅在药线上,结扎的器械也不断地改进,如单纯结扎法、"8"字贯穿结扎法、胶圈套扎法。到目前常用的负压吸引套扎法,其原理都是通过结扎痔核基底部,阻断血供,使痔核发生绞窄性坏死而脱落。以下主要介绍负压吸引套扎器套扎法、分段结扎法。

1)套扎器套扎法:

适应证:各期内痔和混合痔的内痔部分。

操作方法:患者取截石位,肛门常规消毒、铺巾,不必麻醉。以斜面肛门镜缓缓插入肛内,套扎器手柄外吸管接头接吸引器,将套扎器套扎圆筒玻璃观察并控制吸引内痔的多少,并扣动扳手将套圈推出,套扎在内痔的基底部。术毕,肛内涂九华膏,外盖敷料胶布固定。嘱患者当日不大便,以后要保存大便通畅,以防便秘造成胶圈滑脱。

注意:套扎前,需检查胶圈的弹性,是否存在老化或断裂;一般每次可套扎3个痔核,位置需在齿线0.5cm以上,每2个痔核之间要保留正常黏膜;套扎的起点最好不在同一水平,防止套扎后肛管狭窄;套扎后7～10天内痔坏死脱落,要进行预防感染治疗,防止剧烈运动和便秘,以防引发出血。

2)分段结扎法:

适应证:环形内痔、环形外痔、环形混合痔、嵌顿性混合痔。

操作方法:

●显露。常规消毒、铺巾。令患者努臀增加腹压,使痔全部脱于肛外,如不能脱出,以肛镜扩肛使括约肌松弛,再以4把组织钳夹住肛缘使痔外翻,暴露出母痔、子痔部位、大小及数目,以便设计分段。

●分段。以母痔为中心,共分3～4段,在各段之间的皮肤和黏膜以两把止血钳夹住,内壁夹到健康黏膜,外壁夹到健康皮肤,在两钳间切开皮肤和黏膜至钳尖再将黏膜和皮肤缝合一针。在另一段同法切开和缝合一针则完成分段,使环形相连的痔分成3～4个孤立的痔块。

●结扎。左手将孤立痔块及两侧血管钳牵起并向外侧,内痔较大时用血管钳夹住内痔向外牵出,右手用大弯血管钳,横行钳夹外痔基底部,取下两侧血管钳,于大弯血管钳下行"8"字贯穿结扎,必要时再加双重结扎;其他各段同法缝扎,残端压缩后多余部分于钳上剪除,残端不能过短呈半球状,以免结扎线滑脱而致出血。有的医师在门诊手术因担心结扎线滑脱后出血,故结扎压缩后不切除,但结扎再紧,动脉血尚能通过而静脉血不能通过而致瘀血,肿胀明显,由于结扎痔块张力过大,结扎线不易脱落。

●松解括约肌。在肛门后部偏一侧的分段处延长切开皮肤长约 2cm,经此切口挑出内括约肌和外括约肌皮下部,以电刀烧灼割断,以免断端回缩出血。

●注射止痛药。重新消毒后,牵起残端,在各段痔结扎线黏膜下,注射亚甲蓝长效止痛药,创腔填以止血纱布,丁字带勒紧固定。

注意:①横行钳夹时,血管钳多夹内痔,少夹外痔下健康皮肤,血管钳外翻,使内痔向外翻,夹住内、外痔基底部,以免术后黏膜外翻。②松解括约肌要充分,以肛门可容纳两横指为度,以防术后瘢痕牵缩而致肛门狭窄。③结扎痔块保留残端不应过短,且于全部结扎后再行剪除,否则结扎线易滑脱。

(5)注射疗法:痔的注射疗法就是将药物注入痔块,发生蛋白质凝固,黏膜层和肌层粘连,静脉丛周围形成无菌性炎症,从而痔血管萎缩、硬化或坏死而达到治疗目的。目前,临床上习惯根据注射药物的方法和部位,将其分为痔核体内注射法(黏膜下注射法)、二步注射法(双重注射法)、四步注射法等。

1)黏膜下注射法:适用于Ⅰ、Ⅱ期内痔。

操作方法:(以注射消痔灵为例)患者取截石位或左侧卧位,常规消毒铺巾后,将肛门镜涂以液状石蜡油,缓慢放入肛内,明确了解痔的情况,确定注射部位后固定肛门镜。用 10ml 空针抽吸消痔灵 5ml、1%利多卡因溶液 5ml 配成 1∶1 药液,上 5 号细长针头,用碘伏棉球擦拭注射部位的黏膜 2 次,使针头呈 30°刺入痔核,摆动针尖可左右移动,抽吸无回血,然后缓慢边推药边退至黏膜,使表面纹理清晰即可。一般一次注射 3~5 个,注射后观察有无出血,重新消毒后用塞药法塞药 1 枚,敷料外敷固定即可。

注意:注射时针头不能过深或过浅,过深可伤及肌肉,引起肛管狭窄或出血,过浅疗效欠佳,黏膜局部坏死。注射过程中,先注射小痔核,后注射大痔核,以免遗漏。

2)双重注射法:适用于Ⅱ、Ⅲ、Ⅳ期内痔和混合痔内痔部分。

操作方法:第一步注射方法同上,后再将肛门镜再向上推进 1cm,显露 3、7、11 点痔核上部,常规碘伏消毒后,再分别将针头刺入 3、7、11 点痔核上区黏膜下层,可左右摇摆针头,回抽无血即可注射 1~3ml。操作结束后,肛内放入栓剂 1

枚,肛外敷料覆盖即可。

3)四步注射法:适用于Ⅱ、Ⅲ期内痔。

操作方法:患者取截石位,将肛周、肛门、肛管、直肠下段用碘伏消毒,用四点肛周局部麻醉后,在肛门镜下直视痔核注射。

第一步:痔上动脉区注射。吸入注射液后,分别在右前、右后、左位内痔上方痔上动脉区,刺入黏膜下层深部,回抽无血,边退针边注药,注药2ml左右。

第二步:痔黏膜下层注射。在痔核中部进针,穿过黏膜和黏膜固有层、黏膜肌层、黏膜下层深部,边退针边注射,注入药量的多少,视内痔的大小而定。

第三步:黏膜固有层注射。当进行到第二步,缓慢退针,略有落空感,表示已进入黏膜固有层,即开始注药,直到痔黏膜呈水泡状或在注药中见黏膜的血管网清晰。

第四步:窦状静脉区注射。显露齿线处痔区,在齿线上0.1cm处进针,将药液注入最低部位黏膜下层深部的窦状静脉区,每处注入药量4ml,3个共注药12ml,或根据基底部的大小而定。

退出肛门镜,用食指轻轻按摩注射区,使药液分布均匀。检查无出血后,置入栓剂1枚,敷料外敷固定即可。

注意:①注射痔上动脉区,一定要回抽无血才可注药,以免注入血管造成不良反应,而注入黏膜下层时,不能注入肌层,以免造成肛管狭窄或大出血。②注入药液后要缓慢按摩,预防药物集中而造成组织坏死、疼痛和出血。③黏膜固有层注射药量不易过大,以免发生黏膜坏死。④窦状静脉区注药勿多,以免药液渗入齿状线以下引起疼痛。⑤切勿将药物注入肛管皮肤下及外痔部位,否则发生水肿和疼痛。

(6)枯痔疗法:

1)枯痔散疗法:临床上应用逐渐减少,目前已基本不用。适用于Ⅲ期内痔、嵌顿性内痔和内痔伴有贫血者。

操作方法:患者排便后,取侧卧位,使内痔脱出肛门外,用生理盐水冲洗干净消毒后,用绵纸剪成与内痔大小相等的一孔,套在内痔根部,保护周围健康的黏膜与皮肤,然后将枯痔散用水调成糊状,均匀地涂散在痔块表面,厚度以不见黏膜为宜,涂枯痔散6h后洗掉,用反折绵纸将痔块包裹,防止上药腐蚀健康组织,外盖纱布棉垫,每天换药1次,直至痔块变黑、枯干、与健康组织分离脱落,一般6~10天后停止上枯痔散。痔块脱落后,患者每天坐浴,外敷生肌散,使伤口愈合。

注意:①敷药要均匀,注意保护周围皮肤。②便后温水坐浴,并及时敷药。③痔核枯脱阶段,以痔核自然脱落为宜。

2)枯痔钉治法：临床上应用逐渐减少，目前已基本不用。既往适用于Ⅱ、Ⅲ期内痔和混合痔的内痔部分。伴有严重的心、肝、肾、血液系统疾病者禁用。

操作方法：徒手插钉法、器械射钉法。

●徒手插钉法。术区常规消毒，铺洞巾，观察内痔的大小、位置、数目和形态，对单发且能脱出的内痔，可直接插入，对不脱出的内痔先行扩肛，再用手压住内痔根部，将其翻出肛外再插入。

术者左手固定内痔，右手捏住钉尾，在距离齿线上 0.2cm，钉尖对准痔体与表面呈 15°，用力快速插入痔黏膜后，再缓慢插入痔内，每钉之间距离为 0.2～0.3cm，每个内痔根据大小插入 3～5 枚，一次总共可插入 10～20 枚。

插入后，将痔面多余部分剪掉，仅留 1～2cm 即可。待痔黏膜收缩则将钉全部埋入痔内，再逐个送回肛内，包扎固定。

●器械射钉法。临床上应用逐渐减少，目前已基本不用。用特制的射入器，通过斜面喇叭镜将半条枯痔钉射入内痔，即将枯痔钉安装在枪内，对准痔体呈 15°，扣动扳机射入痔内。插射完后，送入肛内，可塞入止痛解痉栓剂，压迫内痔，使之回位。

注意：①无论痔体大小，尽量一次插完。②痔钉不宜过深、过浅、穿透或低于齿状线，否则易导致正常组织坏死、疼痛和感染。③先在齿状线上 0.2cm 处插入一排较大内痔，然后再往上方插入两排。④麻醉下括约肌松弛，内痔在扩肛后多能翻出，用手插入比较准确。⑤射入器只适用于不能吸出的小内痔。

(7)切除术：

1)内痔切除术(闭式手术)：适用于Ⅱ～Ⅲ期内痔。

操作方法：

●消毒后，肛镜下暴露内痔，查看数目、大小和范围。

●用止血钳在齿线上 0.2cm 处钳夹痔根部，钳下贯穿缝合 2～3 针，保留缝线。

●在钳上切除内痔，松开痔钳，结扎缝线。依据同法切除内痔 3～5 个，检查创面，止血。

●检查无出血，无肛门狭窄，肛内填以凡士林纱布引流，外敷纱布，包扎固定。

注意：①先结扎缝合，再切除内痔，可避免切除后黏膜缝合不全，导致术后出血及感染。②缝合黏膜时可包括一部分括约肌，起固定肛垫的作用。③要保证切除后 2 个内痔间黏膜无张力。

2)嵌顿性内痔手术(急症手术)：适用于嵌顿或绞窄性内痔，手法不能复位，剧烈疼痛，水肿严重、血栓形成者。

操作方法：

●在水肿或疑有血栓部位先触到硬结，做一放射状切口减压后，摘除全部血栓，水肿逐渐皱缩至消失，内痔有时随之回缩复位。

●根据复位后内痔部位、大小及数目实行内痔结扎术或"8"字贯穿结扎法，各痔核间至少保留 1cm 以上的正常黏膜。

●松解括约肌，形成一个"V"形顺直坡状切口，以利术后引流。

●重新消毒肛门和直肠，并在每个痔结扎线下注射亚甲蓝长效止痛药，再以止血纱布嵌入切开"V"形创腔，以凡士林纱条填入直肠内，外用塔形纱布压迫，丁字带固定。

3)手指挤压摘除术：适用于单纯孤立与周围无粘连的血栓性外痔，经非手术治疗 1 周，血栓尚未溶解吸收反而增大、症状加重者。

操作方法：局麻成功后，在血栓痔体正中做一梭形小切口，用剪刀切开血栓顶部皮肤，即可见到暗紫色的血栓，用手指由切口两侧挤压血栓使其排出。切口凡士林纱条覆盖，无菌纱布压迫包扎。

4)分离摘除术：适用于血栓较大且周围粘连者或多个血栓者。

操作方法：常规消毒，局麻成功后，在痔体正中部做梭形切口，剪开血栓表面皮肤，用组织钳提起边缘皮肤，用剪刀或小弯钳沿皮下血栓外包膜四周分离血栓，完整游离出血栓。摘除血栓后，修剪边缘皮肤成梭形创口，以免术后遗留皮赘。油纱条嵌入创口，外敷纱布包扎。也可缝合 1~2 针，一期愈合。

注意：①分离血栓时，勿夹持栓体，以免包膜破裂，剥除不全。②若血栓大，皮赘多，可切除部分皮肤。③术中仔细操作，特别对小血栓更不能遗漏，以防止复发。

5)外痔切除术：适用于结缔组织性外痔、炎性外痔、无合并内痔的静脉曲张性外痔。

操作方法：

●如为结缔组织性外痔，钳夹提起外痔皮肤做一"V"形切口，用剪刀沿外痔基底部连同增生的结缔组织于钳下一并切除，撤钳观察有无出血，创面开放。对小外痔可直接剪除。

●如为静脉曲张性外痔，则用血管钳夹住外痔外侧皮肤做一"V"形切口，提起痔块沿两侧切口向上剥离曲张静脉，至肛管时则缩小切口，尽量保留肛管移行皮肤，剥离至齿状线附近，钳夹后于钳下以丝线结扎，防止出血；修整皮缘，整个创口呈"V"形，以利于引流。油纱条嵌入创腔，外敷纱布包扎固定。

注意：①多发性外痔，在切口之间要保留足够的皮桥，宽约 0.5cm，使切口不在同一平面上，以免形成环形瘢痕致肛门狭窄。②用剪刀分离痔组织时不要分离过深,以免损伤括约肌。

6)外痔切除缝合术:适用于静脉曲张性外痔、结缔组织性外痔。

操作方法:

●对静脉曲张性外痔,指法扩肛,使肛门松弛,仔细检查外痔的大小、范围和数量,设计切口部位,沿曲张静脉的外缘做弧形切口至皮下,用尖剪刀沿切口向肛管方向潜行剥离曲张的痔静脉丛并全部剔除,电凝、钳夹或结扎止血;修剪切口皮肤,用 4 号丝线间断缝合切口,同样方法处理另一侧静脉曲张性外痔。局部用乙醇消毒,无菌敷料加压包扎。

●对结缔组织性外痔,钳夹痔组织,轻轻提起,用剪刀沿皮赘基底平行将其剪除。修剪两侧边缘使呈棱形,用丝线全程间断缝合。乙醇消毒,加压包扎。

注意:①术中要剥净痔静脉丛,防止术后复发。②术中止血彻底,防止血肿形成。③注意缝合切口时应将皮肤和皮下组织一起缝合,不留无效腔。④尽量保护正常的皮肤,勿切除过多。⑤皮赘宜平行基底部切除,勿剪除过深。

7)外剥内扎术:适用于单发或多发性混合痔,是混合痔的经典术式,又是典型的中西医结合手术。

操作方法:

●常规消毒铺巾,指法或分叶肛镜扩肛后将混合痔的内痔部分翻出肛外。

●外痔边缘处做"V"形切口,在皮下静脉丛和括约肌之间剥离曲张的静脉团和增生的结缔组织至齿线下 0.3cm,如外痔部分为结缔组织,无须剥离,直接切开至齿状线处,称为外切内扎术。

●用弯止血钳夹住内痔基底部,在钳下用 7 号丝线双重结扎或"8"字贯穿结扎。

●将外痔连同已被结扎的内痔残端切除。依同法处理其他 2～3 个痔块。

●如为多发混合痔,将两外口间皮桥下方用止血钳钝性分离,使之相通,并摘除曲张的痔静脉丛,防止术后水肿。处理 3 个以上痔块时,可在肛后部的外痔切口内挑出部分内括约肌和外括约肌皮下部,并予以切断,如有出血,结扎止血或嵌入纱布止血。

●在内痔结扎线下及切口边缘注射亚甲蓝长效止痛药,切口开放,外敷塔形纱布压迫,丁字带固定。

注意:①在每个外剥内扎的切口中间要保留健康黏膜和皮桥 0.5～1cm,以防肛门狭窄。②结扎后内痔残端不要在同一水平。③勿结扎过多黏膜,勿切除健康皮肤。④外痔剪切剥离时,勿超过齿状线以上,最好在齿线下 0.3cm,否则残端容易出血,同时也勿结扎过多肛管皮肤,否则术后引起剧烈疼痛。

8)吻合器痔上黏膜环切术:

适应证：①Ⅱ～Ⅳ期环形内痔、多发混合痔、嵌顿痔、以内痔为主的环形混合痔。②直肠黏膜脱垂、直肠内套叠、Ⅰ°直肠前突。

操作方法：

●常规用碘伏消毒会阴部皮肤及肠腔（女性患者同时做阴道消毒），铺巾。判断内痔的位置、大小及脱出程度。以肛管扩张器内栓充分扩张肛门。

●肛管内置入特制肛管扩张器（C-AD33），取出内栓并加以固定，使脱垂的内痔落入肛管扩张器后面；寻找齿状线的位置，用纱布将外痔尽量向肛内推送，减少术后残留皮赘。

●通过C-AD33将肛镜缝扎器（PA-S33）置入，缝针高度在齿状线上方2～3cm处，用2-0可吸收肠线自3点位开始顺时针沿黏膜下层缝合1周，共5～6针；接着在第一荷包线下方1cm处，自9点位顺时针做第二个荷包缝合，女性患者应注意勿将阴道后壁黏膜缝入，荷包缝线保持在同一水平面，可根据脱垂实际程度行单荷包、双荷包缝合。

●将特制的美国强生微创痔疮手术（PPH）吻合器（HCS33）张开到最大限度，将其头端插入到两个荷包缝线的上方，逐一收紧缝线并打结，用带线器（ST100）经吻合器侧孔将缝线拉出肛外。

●从缝线末端引出后用钳夹住，向手柄方向用力牵拉结扎线，使被缝合结扎的黏膜下组织置入HCS33头部的套管内，同时顺时针方向旋转收紧吻合器，打开保险装置（女性一定要做阴道指诊，防止阴道直肠瘘）后激发，关闭HCS33状态30s左右，加强止血作用。

●将吻合器反方向旋转180°，轻轻拔出，认真检查吻合口部位是否有出血，对活动性出血，局部用2-0肠线或4号丝线缝合止血。

●对外痔，合并血栓者，可先摘除血栓再行吻合；对较大皮赘者，吻合后单纯切除皮赘即可。肛内放置引流管，以利于引流。

注意：①尽量不要使用指法扩肛，最好选用特制的环形肛管扩张器内栓进行扩肛，避免损伤肛门括约肌致术后反应性水肿和疼痛。②荷包缝合的高度应在齿状线3～4cm，以确保吻合口在齿线上1.5～2cm。若缝合过高，则对肛垫向上的牵拉和悬吊作用减弱，痔块回缩不全，影响手术效果，过低易引起术后疼痛和出血，严重者造成感觉性大便失禁。③荷包缝合的深度在黏膜下层，有时可达肌层，太浅易引起黏膜撕裂，吻合圈不完整，影响效果，过深易损伤括约肌，引起吻合口狭窄或大便失禁。④荷包缝线保持同一水平面。⑤缝合时缝线一定要选择光滑的可吸收肠线或丝线，否则容易导致黏膜下血肿，引起术后感染。⑥术后吻合处放置1枚塑料引流管，可有效降低肛管直肠内压，防止吻合口瘘，减轻腹胀，同时便于观察术后出血情况。

案 分段结扎加括约肌松解术治疗环状混合痔

175 例环状混合痔均为辽宁省肛肠医院住院患者,符合国家中医药管理局《中医病症诊断疗效标准》中痔诊断标准。患者骶管麻醉成功后取截石位,消毒、扩肛,使痔核全部脱出。以母痔为中心,在其两侧分别用两把止血钳钳夹,在两止血钳间剪开到正常黏膜及皮肤,将黏膜与皮肤缝合 1 针,完成分段;提起母痔两旁的止血钳牵出痔核,再以大弯全齿血管钳横夹痔基底部,于钳下行"8"字贯穿结扎痔核,将痔核残端用排列法钳夹成片状,切除部分多余痔核,共分 4～5 段,每段依同法处理;于肛门左后或右后位分段处放射状切开皮肤,挑起外括约肌皮下部和部分内括约肌,松解适度,修整切口呈"V"形,然后于各段结扎点及松解口处皮下注射长效止痛剂(复合美蓝或克泽普);查无活动性出血后,用凡士林纱条充填创腔,塔形纱布包扎,丁字带固定,术毕。术后当天静卧,酌情给予镇痛药物,2 天内进半流质饮食,控制排便。第一次排便后正常饮食,硝矾洗剂先熏洗后坐浴 20min,中药常规换药,并保持大便通畅,术后 14～40 天定期扩肛。

创面愈合时间 20～51 天,平均 30.4 天。术后随访 5 年,随访 149 例,无残留皮赘、肛门狭窄、肛门失禁及复发。

按:环状混合痔是重度痔,患者表现为肛缘外痔呈 360°全肛管分布,和(或)肛管完全下翻并有齿状线相对下移,和(或)排便时痔呈环状肿胀或脱出,兼有内痔、外痔的双重症状,严重时保守治疗无效,需采用手术方法治疗。分段结扎加括约肌松解术是本院 20 世纪 70 年代首创的一种治疗重度环状混合痔的术式,从开展一直沿用至今,主要采用内痔结扎外痔剥离,原理同外剥内扎加括约肌松解术。基于病变较重,环状内痔与环状外痔同时并见的特点,按痔核的自然分段将其分为 4～5 段,逐个进行结扎剥离。该疗法治疗病变组织彻底,不影响肛门外形美观,术后不复发。

案 内痔 PPH 术后

某男,43 岁。2002 年 12 月 6 日来诊。主诉:反复便血、便后肛门肿物脱出需手托回纳 2 年,加重 1 周,拟诊"环状内痔"收入院。入院检查:血常规、出凝血时间、尿常规、心电图、胸片等均正常,其中,白细胞 $5.6×10^9$/L,红细胞 $4.28×10^{12}$/L,血红蛋白 141g/L,血压 110/70mmHg(1mmHg=0.133 3kPa)。肛门外翻时检查见齿线上黏膜环状隆起,充血,色暗红,以截石位 3～5、7、11～12 点较甚。诊断:Ⅲ期内痔。患者为配合治疗自行禁食 1 天,入院症见:神疲乏力,面色萎黄。下午 2 点头晕、心慌,予 10%葡萄糖注射液加三磷腺苷等静脉滴注后好转。下午 4 点在骶管麻醉下行内痔 PPH 术,手术顺利,术后予二级护理,流质饮食,抗炎、止血、补液。术后次日凌晨,患者突觉头晕,心慌,腹部嘈杂不适,有急切的排便感觉,临厕排出鲜红血及暗红色血块约300ml。查体:脉搏90次/min,呼吸22次/min,血压141/80mmHg,面色苍白,四肢冷,肠鸣音亢进。诊断为术后原发性大出血。即予血凝酶及止血芳酸。在骶管麻醉下分叶肛门镜引出暗红色血块及鲜血200ml左右,检查吻合创口稍渗血,截石位7、11点处各见一搏动性出血点,给予缝扎并配合消痔灵液注射,医用明胶海绵填塞压迫。止血后予一级护理,禁食,每日进液体量约3 000ml,并抗菌消炎、纠正电解质紊乱。术后第四天已无便血,第十天痊愈出院。吻合器切除组织病理检查:黏膜慢性炎症,部分平滑肌伴广泛出血。

按:该患者平素体质差擅自禁食使身体更加虚弱,免疫力下降,体内调节机制不良,往往易于诱发或加重并发症。PPH术中切除与吻合部分深浅要适宜,太浅会影响疗效,如太深,甚至达肌层,不仅影响愈合,而且易致感染、出血等并发症的发生;术中止血要仔细,特别要注意母痔区部位的止血;由于肛门内括约肌一般处于收缩状态,出血常存积于直肠、乙状结肠等部位,难以早期发现,出现临床症状时出血往往已较多,应紧急抢救。

案 消痔灵注射液治成人内痔

李某某,男,64岁,退休干部。主诉:便后肛门肿物脱出1年,加重3天。患者1年前因便秘久蹲,出现便后肛门有物脱出,用手方可还纳,无便血,无黏液便。3天前再次因便秘,症状加重,端坐受限,遂来诊。既往:免疫性紫癜3年,左肾恶性肿瘤切除术术后半年。磺胺类药物过敏。查体:体温36.5℃,脉搏66次/min。胸膝位;视诊:肛门外形尚整,左侧见皮肤略有隆起,色如肤。指诊:肛内左位齿线上触及黏膜隆起,进指7cm未及硬性肿物。肛门镜:齿线上后、左、右位黏膜隆起,色暗红。辅助检查:血常规:白细胞$1.7×10^9$/L,血小板$31×10^9$/L,淋巴细胞0.627,中性粒细胞0.166。心电图示:前下壁冠状动脉供血不足。腹部彩超示:①脾脏增大。②肝内胆管结石。治疗:消痔灵注射术。截石位。局麻下,常规消毒,配比消痔灵1:1浓度(消痔灵液用1%利多卡因稀释1倍)待用。首先于左位内痔上0.2cm痔上动脉区注射2ml;然后于内痔黏膜下层注射3ml,缓慢退针至黏膜固有层注射2ml,见痔黏膜呈水泡状,血管网清晰为度;最后于齿线上0.1cm处内痔最低端注射1ml;同法处理前位、右位内痔。充分止血,重新消毒。塔形纱布包扎,丁字带固定。术毕。术后控制排便24h,局部用马应龙麝香痔疮膏涂抹,每日2次。术后第3天,患者未排便,予五仁汤润肠通便。

处方:桃仁20g,杏仁20g,火麻仁20g,郁李仁10g,柏子仁20g,栝楼仁20g,

决明子 20g,陈皮 10g,甘草 10g。

泡水代茶饮。复查血常规:白细胞 $1.5×10^9/L$,血小板 $24×10^9/L$,淋巴细胞 0.388,中性粒细胞 0.437。建议综合医院会诊治疗。1 个月后查体:肛门外形整,指诊触及萎缩硬化痔核。无其他不适。随诊 3 个月,未见复发。

按:患者基础疾病较多,血小板严重减少,不能耐受传统手术,单纯用药无明显效果,考虑消痔灵注射疗法对患者的生命体征影响小,治疗简便易行,故采用此法,效果满意,使脱出肛门外的痔体萎缩硬化。

 外剥内扎加消痔灵注射术治混合痔 50 例

患者取截石位,骶管麻醉成功后,常规消毒、铺巾。首先选择外痔切口部位,选 1～3 个外痔隆起最明显处作为外剥内扎部位,若是环状混合痔分界不清,则一般在 3、7、11 点选择做切口。选择好切口后于外痔皮赘部分做"V"形切口,锐钝结合剥离曲张静脉团至齿线上 0.2～0.5cm 处,中弯止血钳钳夹内痔基底部,再以 7 号丝线"8"字贯穿钳下缝扎,将外痔连同已被结扎的内痔残端切除,同法处理其他部位混合痔。将消痔灵原液(成分:五倍子、明矾等)10ml 加等量 1% 利多卡因配制成 1:1 溶液。单发的混合痔用 1:1 消痔灵于结扎线上方的痔核上直肠黏膜下层注射 3～5ml,于痔核上级0.2cm进针,刺入后针尖能向左右移动即证明在黏膜下层,如刺太深进入黏膜肌层针尖不易左右移动,应退针少许至黏膜下层,经抽吸无回血即可注射,边退针边注药;多发混合痔将 1:1 消痔灵于各切口创缘间保留的皮桥上两侧的黏膜下层各注射 3～5ml,在痔核下级齿线上 0.1cm 处进针,至黏膜下层深部的窦状静脉区,此时相当于消痔灵四步注射法的第四步。彻底止血,凡士林纱条止血散嵌入肛内,塔形纱布压迫包扎,丁字带固定,术毕。

按:本法的优点离不开消痔灵注射液的作用,外剥内扎与消痔灵注射二者结合在临床应用上优点能互相补充。单发混合痔可以有效地防止术后出血,尤其是避免脱核期大出血的发生;多发混合痔可以有效地防止术后肛缘水肿,缓解疼痛,减少患者痛苦,加快愈合时间,缩短病程。

3. 预防调护

尽量不要久坐、久站,避免暴饮暴食,禁食辛辣刺激性食物,多吃富含纤维素的蔬菜(如芹菜、青菜、菠菜、丝瓜等)、水果,多饮开水等增加肠道蠕动。

肛门直肠周围脓肿

肛门直肠周围脓肿简称肛周脓肿,是肛管直肠周围软组织内或其周围间隙发生的急性化脓性感染。多由于肛腺感染发炎,沿其肛腺蔓延扩散至肛周。由于发生的部位不同,有不同的名称,如肛门旁皮下脓肿、坐骨直肠间隙脓肿、骨盆直肠间隙脓肿等。本病可发生于任何年龄,但青壮年居多,男性多见。

中医一般称为肛痈,也有其他的名称如"脏毒""悬痈""坐马痈""跨马痈"等。其特点是发病急骤,疼痛剧烈,伴高热,破溃后多形成肛瘘。《外证医变篇》云:"肛痈者,即脏毒之类也,始起则为肛痈,溃后即为痔瘘,病名虽异,总不外乎醉饱入房,膏粱厚味,炙煿热毒,负重奔走,劳碌不停,妇人生产努力,以上皆能气陷阻滞,湿热瘀毒下注,致生肛痈。"《丹溪心法》中曰:"人惟坐卧风湿,醉饱房劳,生冷停寒,酒面积热,以致荣血失道,渗入大肠,此肠风脏毒之所由作也。"故中医学认为,肛痈多因嗜食肥甘、辛辣、酒醇等物,湿热内生,下注大肠,蕴阻肛门,或肛门破溃染毒,致经络阻塞,气血凝滞所致。也有因肺、脾、肾亏损,湿热乘虚下注而成。

1. 临床表现

肛门直肠周围脓肿主要表现为肛门周围疼痛、肿胀、结块,伴见发热、排便困难等全身症状。位于肛提肌以上的间隙脓肿位置较深,全身症状重而局部症状轻,位于肛提肌以下的间隙脓肿,因位置较低局部红肿热痛明显,全身症状较轻。

(1)肛周皮下脓肿:全身症状不明显,局部疼痛,初期是胀痛,化脓后持续性跳动性疼痛。病变处红肿,有硬结、压痛,脓肿形成时有波动感。

(2)坐骨直肠间隙脓肿:该部位形成的脓肿较大较深,发病时局部持续性胀痛,继而持续性跳痛,活动和排便都疼痛加剧,有的引起排尿困难或尿潴留。早期症状不明显,后视诊肛门局部红肿,双臀部不对称,指诊时患侧深压痛,或有波动感。

(3)骨盆直肠间隙脓肿:为高位脓肿,全身症状重,早期就出现全身中毒症状,如发热、寒战、周身疲乏等,局部症状轻,自觉直肠内有沉重坠胀感,时有便意,排便不畅或排尿困难,指诊时直肠壁上可触及隆起肿块,有压痛和波动感。

(4)直肠后脓肿:全身症状与骨盆直肠间隙脓肿相似,但局部的酸胀坠痛主要是在骶尾腰部,可放射至臀部和两侧大腿,指诊时可触及盲肠后壁有隆起的肿块、压痛、波动感。

(5)直肠黏膜下脓肿:主要见发热、周身不适,伴里急后重、下坠、便意感等,指诊时可触及椭圆形或条索状局限性的柔软突起的包块存在触痛及波动感。

(6)蹄铁形脓肿:高位蹄铁形脓肿表现与骨盆直肠间隙脓肿相似,低位蹄铁形脓肿表现与坐骨直肠间隙脓肿相似。

2. 检查方法

(1)指诊:肛周脓肿的患者必不可少的检查,需注意肛窦有无压痛、硬结或凹陷,因原发灶多在肛窦,故病变的肛窦处常有明显压痛点,局部出现硬结或凹陷,必要时另一手在肛外压迫脓肿波动明显处,食指感到冲击感最明显处多为肛周脓肿的原发内口。高位脓肿外部表现不明显,此时进行指诊常可明确脓肿的部位和大小。

(2)肛门镜检查:可发现肛周脓肿的肛内原发病灶,是诊断黏膜下脓肿的重要手段,多在肛隐窝处,可见充血、肿胀或有脓液流出。

(3)探针检查:用钩状探针可检查肛周脓肿的原发内口,多在肛隐窝处,可发现肛隐窝深度在 0.5cm 以上。对于已溃的脓肿,自外口探入可检查脓腔的深度、大小。

(4)穿刺:脓腔较深或者无法判断是否已经成脓者,可经行脓腔穿刺抽吸,抽出脓液者即可确诊成脓。

(5)实验室检查:急性期根据白细胞总数和分类计数,可判断感染的程度。脓液做细菌培养和药敏试验更有助于诊断和治疗。

(6)X线造影检查:高位脓肿定位困难者,穿刺抽脓后,注入造影剂进行摄片以确定脓肿的位置、深浅、大小、形状和扩散途径。

(7)超声检查:明确和了解肛周脓肿和肛瘘的范围、方向及肛门括约肌和肛提肌的关系。

3. 辨证论治

(1)内治法:

1)热毒蕴结证:

症状:肛门周围突然肿痛,持续加剧,伴有恶寒、发热、便秘、溲赤;肛周红肿,触痛明显,质硬,皮肤殷红;舌红,苔薄黄,脉细数。

治法:清热解毒。

方药:仙方活命饮合黄连解毒汤加减。

处方:金银花 15g,防风 10g,白芷 10g,当归 10g,陈皮 10g,白芍 10g,黄连10g,黄柏 10g,栀子 10g,天花粉 10g,甘草 10g。

2)火毒炽盛证:

症状:肛周肿痛剧烈,持续数日,痛如鸡啄,难以入寐,伴恶寒发热,口干便秘,小便困难;肛周红肿,按之有波动感,或穿刺有脓;舌红,苔黄,脉洪滑。

治法:清热解毒透脓。

方药:透脓散加味。

处方:穿山甲 10g,皂角刺 10g,生黄芪 20g,当归 10g,川芎 10g,紫花地丁15g,野菊花 15g,蒲公英 10g,枳壳 10g,陈皮 10g,甘草 10g。

3)阴虚毒恋证:

症状：肛周肿痛，皮色暗红，成脓时间长，溃后脓出稀薄，疮口难敛；伴有午后潮热，心烦口干，盗汗；舌红，苔少，脉细数。

治法：养阴清热，祛湿解毒。

方药：青蒿鳖甲汤合三妙丸加减。

处方：青蒿10g，白芍10g，牡丹皮10g，生地黄15g，沙参10g，麦冬10g，白术10g，山药10g，玄参10g，黄柏10g，苍术10g，牛膝10g。

（2）外治法：

1）外敷法：初期实证外敷金黄膏，虚证外敷冲和膏；成脓则切开引流；溃后先用九一丹引流，后改用生肌散促进收敛生肌。

2）熏洗法：用苦参汤、硝矾洗剂等趁热先熏后洗，外敷药膏。

4. 手术治疗

（1）切开引流术：

适应证：坐骨直肠间隙脓肿、蹄铁形脓肿、高位脓肿，无切开挂线条件者。

禁忌证：血液病晚期合并的脓肿（只能穿刺抽脓后，注入敏感性抗生素）。

1）肛门周围脓肿切开引流术：

操作方法：

●常规消毒铺巾后，食指、拇指双合诊探查脓肿的位置、范围及原发感染病灶。

●在脓肿中心位置或波动明显处，做放射状切口或弧形切口，切口与脓肿等大。

●切开后常有脓液溢出或喷出，再插入血管钳撑开切口，大量脓血排净后，食指伸入脓腔探查脓腔大小，分离其间隔组织，以利于引流。

●大量脓血排净后，用3％过氧化氢溶液、生理盐水依次冲洗脓腔，修剪切口呈棱形，使引流通畅，脓腔内填入橡皮条或油纱条引流，外敷纱布包扎固定。

2）坐骨直肠间隙脓肿切开引流术：

操作方法：

●确定脓肿的位置，选择脓肿波动最明显处，一般在距离肛缘2.5cm处做前后方向的弧形切口或放射状切口，其长度与脓肿直径略相等。

●切开脓肿排出脓液后，用止血钳或者食指伸入脓腔，分离其间隔组织，以利引流。脓腔间隔较大时勿强行撕裂，以免撕裂血管致出血。脓腔内不宜搔刮，不宜切除坏死组织，脓肿壁是可抑制炎症扩散的屏障。

●排净脓液后冲洗脓腔，放置橡皮管引流，修剪切口呈弧形，使引流通畅。

●坐骨直肠间隙可容纳60～90ml脓液，如排脓超过90ml，应考虑与对侧间隙或其上方骨盆直肠间隙相通，确定后应分别开通引流；创腔填油纱条，包扎固定。

3)骨盆直肠间隙脓肿切开引流术：

操作方法：

●左手食指伸入直肠，右手持穿刺针直接抽吸见脓液，以确定脓肿的部位；切口一般在距肛缘2.5cm处偏后方做前后方向的弧形切口，其长度与脓肿直径略相等。

●沿穿刺针向上切开皮肤、皮下组织到坐骨直肠间隙，另一手食指伸入直肠内做引导，触及脓肿后用血管钳钝性分开肛提肌束，沿穿刺针穿入骨盆直肠间隙脓腔，撑开钳臂即可出脓，再将食指伸入脓腔，分开肛提肌，以扩大引流，排净脓液。

●冲洗脓腔，放入橡皮管引流，并固定于切口旁皮肤，填以纱布，包扎固定。

4)直肠后间隙脓肿切开引流术：

操作方法：

●在肛门后正中位距肛缘2cm处做放射状切口。

●逐层切开至肛尾韧带，用血管钳经切口向直肠方向钝性分离，穿过肛尾韧带进入脓腔，横向张开止血钳，扩张肛尾韧带和脓腔，以排脓引流；食指伸入脓腔扩张切口，修剪创缘皮肤，以利引流。

●填以油纱条，置入多孔橡皮管引流而手术结束。

5)直肠黏膜下脓肿切开引流术：

操作方法：

●用分叶肛门镜撑开肛门，暴露脓肿部位，脓肿多突向肠腔。重新消毒黏膜后，用手术刀或电离子刀纵行切开黏膜，放出脓液。

●脓出后用血管钳插入脓腔扩张引流，如遇到渗血以纱布填塞脓腔，压迫止血；如有波动性出血，可结扎止血；止血纱布术后24h后取出。

6)蹄铁形脓肿切开引流术：

操作方法：

●在肛门两侧距肛缘2cm处或波动明显处分别做一弧形切口，再于肛门后正中放射状切开。

●充分排脓后，以双手食指或血管钳从两侧切口下端向直肠后间隙插入，扩大脓腔，破坏其间隔，将脓液排净，使两侧脓腔与后位充分相通以利于引流。

●开窗、留桥，橡皮膜做对口引流，填以纱布包扎固定。

注意：①局限性小脓肿做放射状切口，弥漫性大脓肿做弧形切口，切口与脓肿等大。高位脓肿勿盲目切开，应先抽吸，见脓后确定切口。②一定要将脓腔间隔彻底敞开，保持引流通畅。③肛提肌下方脓肿引流时，应注意其是否与骨盆直肠间隙有交通，与对侧坐骨直肠间隙有无交通。④禁忌用刀切开肛提肌、肛尾韧带，以免损伤肌纤维、阴部内动脉。⑤高位脓肿引流时，食指伸入直肠内做引导，用止血钳钝性分离，以免损伤直肠。

（2）切开挂线法：张有生根据"中医挂线疗法治愈肛瘘的关键在于勒开内口"的经验，设计了切开引流后当即寻找内口进行挂线的手术，应用于临床，获得预期效果。切开挂线术实际是一种慢性"切开"和牢固的持久的对口引流术，不怕感染，也不会使炎症扩散，具有切割、引流、标记和异物刺激四种作用。

适应证：①坐骨直肠间隙脓肿、肌间脓肿、肛管后间隙脓肿、前位脓肿。②高位肛瘘性脓肿、蹄铁形脓肿。③门诊及婴儿肛瘘性脓肿。

操作方法：

●在简化骶管麻醉下，肛周皮肤及直肠内常规消毒、铺巾；食指进入肛内探查脓肿的位置、范围，用二叶式肛镜纳肛内寻找原发感染病灶。

●在脓肿波动明显处或穿刺针引导下，做放射状或弧形切口，切口与脓肿等大。

●切开后常有脓液流出或者喷出，再插入血管钳撑开切口，大量脓血排净后，食指伸入脓腔探查脓腔大小，分离其间组织间隔，以利引流。

●用3%过氧化氢溶液、生理盐水彻底冲洗脓腔。

●术者一手食指伸入肛内做引导，另一手持球头探针插入脓腔，沿脓腔最高处缓慢而轻柔地探查内口，探针与食指间肛窦硬结最薄处即为封闭内口；穿入直肠，如探针跨越的组织过高，探针横行也达不到硬结处，可在硬结上方黏膜最薄处最高点穿通，但这不是高位内口，所谓高位内口实际不存在，它是内口上黏膜，挂线后胶线弹性收缩，同时将其下方内口也勒开，与内口穿出同样有效。将探针球头牵至肛外，将橡皮筋挂在球头探针上勒紧，退出探针将橡皮筋一端引入内口，再从切口牵出肛外；切开自切口至内口之间的皮肤，内外两端合拢轻轻拉紧、钳夹，钳下以丝线结扎。

●在被勒的组织内注射亚甲蓝等长效止痛药，肛内填油纱条。如果脓腔较大，可填入纱布引流，48h拔除，不需要再加橡皮管引流，以免刺激脓肿壁，妨碍肉芽组织的形成和生长。

●如为蹄铁形脓肿，直肠后间隙脓腔不要切开，应予后正中部挂线引流，两侧开窗、留桥，对口引流，48h拔除。

注意：①蹄铁形脓肿多行后位放射状切口，两侧弧形切口，且三切口相通，保留皮桥不应小于2cm。②寻找内口的动作要稳准轻柔，挂线要与内口在同一方向或超过已破的原发内口之黏膜穿出，在脓肿与直肠壁最高点、探针与食指间最薄处穿透，即为内口，切忌盲目的用探针穿通直肠黏膜。③若患者肛内有脓液流

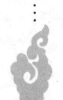

出,则证明内口已破溃,可通过探针探查确定,即为原发内口;若内口未破溃,不能探通,应以左手食指在肛内做指引,寻找指针间最薄弱处,此处多为原发内口;若探查明确无明显内口,则左手食指探入脓腔最顶端,然后探针沿食指尖前方最薄处黏膜下穿出。④挂线原则是炎症浸润范围扩大,脓腔越深,挂线宜松;脓腔位置较高,距肛门较远挂线略紧,距离肛门较近者挂线宜松。挂线必须要在脓腔最高点、最深处、最薄处,掌握好松紧度。

(3)内口切开术:适用于低位肛瘘性脓肿。

操作方法:

● 于脓肿波动明显处做放射状切口,同切开引流术。

● 以球头探针自切口探入,在食指指导下,找到内口位置。

● 找到感染肛窦内口后,将有槽探针沿球头探针插入,由内口穿出,切开内外口之间的组织使创口开放,或用镰形探针刀插入切口由内口穿出一次切开。

● 修剪边缘呈梭形,以利引流,将油纱条嵌入"V"形创腔内,包扎。术后每次便后熏洗、坐浴、换药,必须将油纱条嵌入创腔,以免假性愈合,直至创面长平愈合。

案 挂线术治肛周脓肿

某男,49 岁。主诉:肛周肿痛伴发热 10 天,加重 4 天,急诊入院。患者 10 余天前无明显诱因出现肛旁肿痛,当地医院以"肛周脓肿"切开引流。术后第 3 天肿痛加重,伴发热,体温 38℃左右,持续静脉滴注左氧氟沙星及甲硝唑,效果不显。4 天前上述症状加重,痛剧,乏力,3 天未排便,入我院治疗。查体:神清语明,急病面容,痛苦表情,体温 37.4℃,脉搏 84 次/min,血压 177/107mmHg。辅助检查血常规:白细胞 18.9×10^9/L,中性粒细胞 77.8,血红蛋白 133g/L,红细胞 4.4×10^{12}/L,血小板 43.2×10^9/L。局部检查:左后位肛缘见一放射状手术切口,长约 2cm,未愈;肛周两侧广泛红肿,左侧红肿凸出明显,范围约 7cm×8cm,右侧红肿范围约 5cm×6cm,边界不清,皮温高,触痛明显,中心有波动感,双合诊两侧及前后位触之饱满,触痛剧烈。诊断:环形蹄铁型肛周脓肿。拟手术治疗:急诊在骶管麻醉下行肛周脓肿切开挂线术。

首先于肛周左侧波动明显处由前向后做一弧形切口,弯钳钝性分离皮下组织,引出黄绿色脓汁约 450ml,有臭味。充分排脓后,食指探查,脓腔达同侧坐骨直肠窝、骨盆直肠间隙,并累及肛管后间隙、直肠后间隙、前位括约肌间隙,延至对侧坐骨直肠窝。同法弧形切开右侧。于前位距肛缘约 2cm 处做梭形切口,后位做放射状切口,剪除坏死组织,修剪创缘,使引流通畅。弯钳钝性分离,双手食指探查,破坏脓腔间隔,使 4 处切口底部相通,过氧化氢及生理盐水反复冲洗脓腔。因左侧脓腔范围较大,于左后位行洞式开窗引流;于后位齿状线上 2cm 黏膜薄弱处挂线,其余切口间放置胶管引流。病理诊断:急性炎症。

术后万古霉素 0.5g,头孢曲松钠 3g,替硝唑 200ml,静脉滴注每天 1 次;庆大霉素冲洗,换药每天 1 次;激光疗法每天 1 次;口服清热解毒、活血生肌中药汤剂。术后体温正常平稳,第 11 天撤胶管,第 30 天皮筋脱落,第 48 天治愈。

按:环形蹄铁型肛门直肠周围间隙脓肿是环绕肛门的一种急性细菌感染性疾病,病变范围较大,起病急,蔓延快,疼痛剧烈。此病多由单个间隙脓肿失治、误治,感染未得到控制,继续蔓延,侵袭其他间隙所致。该病病情较重,易引发败血症、坏死性筋膜炎,重者危及生命。治疗过程中首先要充分排脓、引流,不遗留无效腔,切口口宽底窄及留置胶管使引流通畅,尽量清除坏死组织。采用洞式开窗,在引流的同时减少对皮肤、肌肉的损伤,尽可能地保留健康组织。挂线法保证肛门功能不受影响,只是皮筋不宜过紧,以免过早脱落,影响引流和肛门功能。本病治疗的关键是术后应用大量、有效的抗生素,一般需要联合用药。术后换药消毒彻底,凡士林油纱条嵌入腔底,不留死腔,防止假愈合。观察分泌物情况,估计愈合情况。中药汤剂口服,初期清热解毒,托毒外出;后期扶正固本,生肌长肉,换药可用珍珠散外敷,促进创面愈合。

4. 预防与调护

保持大便通畅,注意肛门清洁。积极防治肛隐窝炎、肛腺炎、肛乳头炎、直肠炎、痔等。

肛瘘

早在《山海经·中山经》就记载:"合水,多䲢鱼,状如鳜,居逵,苍文赤尾,食之不痛,可以为瘘。"古时肛瘘和痔不分,统称痔瘘。《诸病源候论》云:"痔久不瘥,变为瘘也。"《古今医统》中:"脓水流久,内结鹅管……鹅管,枝干蕃生,疮孔散出,形成蜂窝、烂瓜、肤残肌馅,久成痼疾,此皆外痔所致。"故中医学上认为肛痈溃后,余毒未尽,蕴结不散,血行不畅,创口不合,日久成瘘;亦有虚劳久嗽,肺、脾、肾亏虚,气血化生不足,邪乘于下,郁久肉腐成脓,溃后成瘘,邪恋肛门而缠绵难愈。

肛管直肠瘘,简称肛瘘,是肛管直肠与肛门周围皮肤相通的异常通道,多由肛周脓肿溃破或切开后遗而来。一般由原发性内口、瘘管、继发性外口 3 部分组成,其内口多位于肛门直肠周围脓肿原发感染的肛窦处,外口在肛门外的肛门直肠脓肿破溃处或切开处,内口与外口借窦道相通,其瘘管壁是由增厚的纤维组织组成。该病的特点是以局部反复流脓、疼痛、瘙痒为主要症状,并可触及或探及瘘管通到肛门内。

附　所罗门定律(肛瘘外口和内口分布规律)

●通过肛门中心做一条横线,一个外口在横线前,距肛缘不超过5cm,其内口在横线前部齿状线处与外口呈放射状相应位置,则管道多较直;超过5cm的多走行弯曲,内口在后正中线附近。

●外口在横线后半部,瘘管多半弯曲,内口常在肛门后正中齿状线附近。

●左右两侧都有外口,多数是左右两侧各一个相应内口,呈两条放射状对应的瘘管。

●横线前后两侧都有外口,多数是内口只有一个,在后正中齿状线附近,呈后蹄铁形,但这种情况,也有内口在横线前瘘管呈前蹄铁形的。

●几个外口都在横线前半部的,内口多只有一个,在前半部;几个外口在后半部的,内口只有一个,在后正中处。

1. 辨证论治

(1)内治法:

1)湿热下注证:

症状:肛周经常流脓液,脓质稠厚,肛门胀痛,局部灼热,肛周有溃口,按之有条索状物通向肛内,舌红,苔黄,脉弦细滑。

治法:清热利湿,活血止痛。

方药:化湿解毒汤加减。

处方:金银花20g,薏苡仁20g,黄柏10g,赤茯苓12g,牡丹皮10g,当归尾10g,枳壳6g,泽泻10g,滑石15g,通草10g,苍术10g。

2)正虚邪恋证:

症状:肛周流脓液,质地稀薄,肛门隐痛,外口皮色暗淡,瘘口时溃时愈,按之质较硬,或有脓液从溃口流出,舌淡,苔薄,脉濡。

治法:扶正祛邪。

方药:托里消毒散加减。

处方:人参10g,当归10g,白芍10g,白术10g,金银花10g,茯苓10g,白芷10g,皂角刺10g,桔梗10g,黄芪20g,甘草10g。

3)阴液亏损证:

症状:肛周溃口,外口凹陷,窦道潜行,局部常无硬索物可扪及,脓出稀薄,可伴有潮热盗汗,心烦口干,舌红,少苔,脉细数。

治法:养阴清热。

方药:青蒿鳖甲汤加减。

处方：青蒿 10g，鳖甲 15g，生地黄 15g，知母 10g，牡丹皮 10g，秦艽 10g，地骨皮 6g。

（2）外治法：主要通过局部熏洗、换药，促使肿痛消退，炎症吸收，症状改善，可选用苦参汤、五倍子汤先熏后洗。局部红肿热痛者，熏洗后可外敷金黄膏、玉露膏等。

2. 手术治疗经验

手术分两类，一种是切断括约肌术式，一种是保留括约肌术式。手术治疗成败的关键在于：①准确寻找和处理内口。②清除和切除全部瘘管。③合理处理肛门括约肌。④创口引流通畅。

（1）切断括约肌术式：

1）肛瘘切开术：

适应证：低位单纯或复杂性肛瘘、直瘘和弯瘘。

禁忌证：高位肛瘘。

操作方法：

●食指插入肛内，拇指在外双合诊，查清瘘管走行及判定内口位置。

●将球头探针从外口插入，另一手食指伸入肛内引导沿瘘管缓缓探入，针指结合找到内口穿出并牵至肛外，如内口闭合，可在针指间最薄处（仅一膜之隔）穿出到肛外。使用探针寻找内口时，不宜用力过大，以免造成假道。

●在球头探针下面插入有槽探针，抽出球头探针，刀刃向下，沿有槽探针全部切开内外口之间的皮肤及瘘管组织。如有支管和空腔，一一切开后，用刮匙搔刮瘘管壁上的腐肉及坏死组织，使之暴露新鲜组织，必要时可将瘘管周围瘢痕组织切除。

●修剪创缘皮肤，使创腔呈底小口大的"V"字形创面，以利引流。创口嵌入凡士林纱布或生肌散纱条。外敷纱布包扎，丁字带外固定。

●每次便后用硝矾洗剂熏洗，换药时注意观察创面。

2）肛瘘切除术：

适应证：已纤维化的低位单纯性肛瘘和低位复杂性肛瘘；对结核性肛瘘，如全身无活动病灶也可切除。

禁忌证：高位肛瘘。

操作方法：

●用一手食指插入肛内指诊，触到条状硬结多为肛瘘内口；另一手持探针由外口插入，轻柔转动在食指引导下经内口穿出，为防止滑脱，将探针前端弯曲成钩状沿食指引出肛外。

●用组织钳夹住瘘管外口处皮肤，借助组织钳及探针的牵引，沿探针与括约

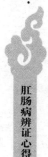

肌呈垂直切开内外口之间的皮肤至瘘管外壁。

●以探针为中心,用剪刀完整游离瘘管外壁(成白色瘢痕)两侧。

●提起探针,用剪刀从瘘管的底部完整游离瘘管外壁,并将瘘管及其内外口一并切除,瘘管周围的瘢痕组织也应切除,直至显露健康组织为止。

●修剪创缘皮肤,防止创缘皮肤内翻;创面敞开,以免分泌物积存,影响愈合。创面填塞凡士林纱布。如瘘管短浅又无分支,术中清除彻底,术前做过肠道准备,创口可行一期缝合,但不得留有死腔。

3)肛瘘切除缝合术:适用于已纤维化的低位单纯瘘或蹄铁形瘘的支管部分。

操作方法:

●在肛镜下,用浸有消毒液的纱布系上丝线塞入肠腔,以达到消毒肠腔并防止肠道分泌物下降的目的。

●由外口插入探针通过瘘管,另一手食指伸入肛内做引导,从内口穿出牵至肛外,沿探针切开内外口之间的组织,敞开瘘管。

●牵起瘘管后壁,用刀逐渐剔出瘘管壁至内口切开处,将全部瘘管切除,不遗留任何肉芽组织及瘢痕组织,显露正常健康组织。

●彻底止血,冲洗伤口后,用肠线缝合内口黏膜,用丝线从基底部开始做全层间断缝合。

●若创面较深,可选用"8"字形缝合法或"U"形缝合法,不留死腔。取出肠内纱布块,外敷无菌纱布包扎。

4)肛瘘挂线术:适用于肛缘 3~5cm 内,有内外口的高位单纯性肛瘘、前方低位单纯性肛瘘、幼儿肛瘘。

操作方法:

●右手食指伸入肛内引导,将球头探针自外口,沿瘘管缓缓向肛内探入,于齿状线附近找到内口,如内口闭合可在针指间最薄处仅一膜之隔穿出,切忌盲目粗暴造成假道。

●将探针头折弯在食指引导下由内口拉出肛外,在探针球端缚一橡皮筋。

●将探针自肛内完全拉出,使橡皮筋经内口进入又从外口拔出,贯通整个瘘管。

●切开内外口之间皮肤,提起橡皮筋两端,合并一起,拉紧。

●松紧适宜后,紧贴肛周皮肤,钳夹橡皮筋,于钳下用丝线结扎橡皮筋。

●高位肛瘘应将球头探针弯曲,沿瘘管探入最高位时可将探针横起寻找内口后穿出,先切开皮层,再沿切口拉紧结扎。女性前方低位单纯瘘和幼儿肛瘘则不需切开皮层,而且不要拉得太紧。

●修剪创缘,提起橡皮筋,在被橡皮筋勒割组织内注射长效止痛药。

●每次便后用硝矾洗剂熏洗坐浴后,填以凡士林纱条。术后10天橡皮筋松弛时可紧线1次。

5)肛瘘切开挂线术:适用于高位复杂性肛瘘、蹄铁形肛瘘、骨盆直肠间隙肛瘘、直肠后间隙肛瘘。

操作方法:

●先将高位肛瘘的低位部分,即与外括约肌皮下部、浅部和内括约肌平齐的低位瘘管切开,同时切开支管和空腔,搔刮,清除腐肉。

●通过括约肌深部或耻骨直肠肌与内口相通的瘘管,即高位瘘管部分采取挂线,即以球头探针从低位切开创面寻找瘘管至内口穿出,在探针一端系上丝线带橡皮筋,然后将探针从瘘管退出,使橡皮筋通过瘘管,两端合拢一起拉紧(根据病变高低决定拉紧程度)钳夹,钳下丝线结扎。

●如瘘管高位、内口低位,必须将探针横起向下寻找内口,在针指间距最薄处即为内口可穿出,也可在瘘管顶端最薄处最高点人造内口穿出,其下方如有内口也一并勒开。

●如系高位蹄铁形肛瘘,先将两侧外口切除,于肛门后正中部肛缘外皮肤做一放射状切口,以探针或血管钳向两侧外口处探通,搔刮坏死组织后,在后切口与两侧外口之间做1~2个弧形小切口,即在瘘管上开窗、留桥,以凡士林纱条在两侧做对口引流。自后切口以探针和肛内食指引导找到内口,进行挂线,不要太紧;肛内填入凡士林纱条,切口外敷纱布包扎。

6)分段挂线术:将瘘管分段挂线。远段挂浮线,对口引流;近段挂线,治疗肛瘘。方法简便,损伤小,引流通畅,愈合时间短。适用于管道弯曲、内外口之间距离较长的肛瘘。

操作方法:

●将探针自外口进入瘘管,向肛内探查直达窦道弯处,在距离肛缘外1.5cm处皮肤做一人造外口,可避免损伤括约肌。自该切口探入另一探针,寻找原发内口,并从肛内引出探针,头部系上丝线和橡皮筋拉出肛外。

●将橡皮筋两端之间的皮肤切开,拉紧橡皮筋结扎,远段管道以刮匙搔刮,挂上浮线对口引流;术后每次便后用硝矾洗剂熏洗换药直至愈合,浮线引流7~10天拔除。

7)高位挂线低位缝合术:适用于高位单纯性肛瘘。

操作方法:

●用球头探针自外口进入瘘管寻找内口,探针一端系上丝线及橡皮筋。

●沿探针切除距肛缘1.5cm以外至外口的瘘管及瘢痕组织,肛门1.5cm以内至内口间切开皮肤,挂以橡皮筋。

●彻底止血后，用丝线将挂线以外的切口全层缝合。

8)瘘道旷置术：适用于蹄铁形肛瘘。

操作方法：在内口周围做一外宽内窄的切口，深至切断内外括约肌皮下部，切开肛门后间隙，搔刮空腔及管道，修剪瘢痕组织，其残留部分亦做多个切口，使瘢痕软化，切除两侧外口多余的皮肤，搔刮管道内坏死组织及肉芽组织，不切开瘘管。通过原发内口的治疗，促进瘘管愈合。当对侧瘘道及空腔引流不畅时，需二次切开搔刮。

(2)保留内括约肌术式：

1)内括约肌切开术：该术式从肛内切开感染肛窦及肌间脓肿进行引流，而不切断外括约肌，只切断部分内括约肌。适用于括约肌间瘘。

操作方法：

●以拉钩扩肛，看清肛瘘内口，从内口上缘切开肛管黏膜，切口止于肛管接近直肠壶腹处对应于肛提肌和耻骨直肠肌水平处。

●止血后看清内括约肌纤维进行探查，根据瘘管着色切开内口处黏膜及内括约肌呈梭形创面，用刮匙搔刮内口及瘘管腐败组织，行直肠内的内口引流。

●将切口向肛门方向延伸直达肛缘。

此手术保护了肛门的功能，但 Parks 认为此法仅切开内括约肌而未充分切开延伸到肌间的脓肿及瘘管，有复发的可能。

2)肛瘘旷置引流术：适用于复杂性肛瘘。

操作方法：

●探明瘘管走行及位置，准确找到内口。

●先切开内口及内口下的内括约肌一侧，扩创至肛缘，使内口充分敞开呈三角形，引流通畅，彻底清除原发病灶，将外口及部分肛外瘘管剔除。

●用刮匙搔刮经括约肌的瘘管瘢痕及坏死组织，不切断外括约肌肌群，只在内外口之间留置一粗线或橡皮筋，不紧线，留作引流和标志物。旷置创口，开放换药，肉芽组织充填而愈合。

3. 预防和调护

●术后第一次排便后需要坐浴治疗，保持伤口清洁，加快愈合。

●如有肛周脓肿，宜及早治疗，一次性手术治疗可以防止后遗肛瘘。

●肛瘘患者及早治疗，避免外口堵塞而引起脓液积聚，排泄不畅，引发新的支管。

肛裂

中医学将本病称为"裂痔""裂肛""钩肠痔"等。古代肛裂归于痔的范畴，故对于肛裂的相关描述，《外科大成·痔疮篇》曰："钩肠痔，肛门内外有痔，折缝破烂，便如羊粪，粪后出血，秽臭大痛。"《医宗金鉴》云："肛门围绕，折纹破裂，便结者，火燥也。"我国痔瘘专著《马氏痔瘘科七十二种》正式提出"肛裂痔"的病名。中医学认为肛裂的形成多有感受风、火、燥、热邪气，燥火结于胃肠，日久灼伤津液；或气血化生不足，血虚津少，大肠失于润泽，致大便秘结，排出困难，努挣损伤肛门；或外伤湿热，内伤肥甘厚味，以致胃肠湿热蕴结，下注为痈，痈溃不愈；或气机运行失常，气血瘀滞于大肠，破溃失于气血濡养，经久不敛而致。

齿线以下肛管皮肤纵行裂开形成纵行梭形的慢性溃疡，称为肛裂，多数肛裂位于肛门正中线的后方，以周期性疼痛、便血、便秘为典型症状，哨兵痔和肛乳头肥大也常常同时存在，其二者与肛管裂口同称为"肛裂三联征"。好发于青壮年。

1. 辨证论治

主要在于气血津液的调节，以滋阴、清热、凉血、理气为主要方法。

（1）内治法：

1）热结肠燥证：

症状：大便秘结，排便困难，2～3日1次，便时肛门疼痛加剧，大便滴血或染血，其色鲜红，肛门灼热，裂口色红，口干舌燥，尿黄，舌红，苔黄燥，脉弦数。

治法：清热凉血，润肠通便。

方药：凉血地黄汤合麻子仁丸加减（当归尾、生地黄、赤芍、黄连、枳壳、黄芩、槐角、地榆、荆芥、天花粉、甘草、升麻）（火麻仁、芍药、枳实、大黄、厚朴、杏仁）。

2）阴虚津亏证：

症状：大便干结，数日1次，便时疼痛，裂口深红，口干咽燥，五心烦热，舌红，少苔，脉细数。

治法：养阴生津，润肠通便。

方药：增液承气汤加减（玄参、麦冬、细辛、大黄、芒硝）。

3）湿热蕴结证：

症状：大便秘结或不爽，肛门坠胀，时有黏液，肛门潮湿，口苦心烦，舌黄，苔腻，脉濡数。

治法：清热利湿通便。

方药：萆薢渗湿汤加减（萆薢、薏苡仁、土茯苓、滑石、鱼腥草、牡丹皮、泽泻、通草、防风、黄柏、蝉蜕）。

4）气滞血瘀证：

症状：肛门胀痛或刺痛明显，便时便后尤甚，肛门紧缩，裂口色紫暗，舌暗红或有瘀斑瘀点，脉弦或涩。

治法：行气活血，润肠通便。

61

方药:活血散瘀汤加减(桃仁、红花、赤芍、枳壳、当归、炒决明子、甘草)。

(2)外治法:

1)敷药法:对早期肛裂者,可用马应龙痔疮膏、九华膏、生肌散等涂于病灶,具有清热止血止痛的作用。对陈旧性肛裂,先用化腐药后用生肌药促进生肌收口。

2)熏洗法:可用于各期肛裂,常用的药物苦参汤、熏洗洗剂等趁热先熏后洗,以改善局部血液循环、清洁创面、活血消肿止痛。

3)针灸疗法:用于单纯性肛裂。常用穴位长强、白环俞,强刺激以疏通经络,调畅气血。

4)冷冻法:一般用液氮将肛裂创面冷冻,温度一般零下 160℃,每次冷冻 20～30s,反复冷冻 3～4 次,伤口纳入油纱条,敷料固定。

5)烧灼法:以高热烧灼创面,焦痂脱落后形成新鲜创面较易愈合,一般选用电灼器或激光等。常规消毒、局部麻醉后,用电灼器或激光器对准肛裂创面进行烧灼,使其炭化后,伤口纳入油纱条,敷料固定。

3. 手术治疗经验

目前,国内使用最多的手术有:①单侧括约肌切开术。②多处括约肌切开术。③肛裂切除术加内、外括约肌皮下部切断术。④V－Y 肛门成形术。⑤肛裂切除纵切横缝术等。实践证明,肛裂切除术加内、外括约肌皮下部切断术的效果较好,可作为首选术式。

(1)肛裂切除术:适用于Ⅲ期肛裂。

操作方法:

●常规消毒、铺巾。由齿状线向下沿裂口两侧做梭形切口,下至裂创外 1cm 处,深至溃疡层。

●切除裂口边缘瘢痕组织,连同哨兵痔、皮下瘘、肥大肛乳头及感染肛窦等一并切除。用探针探查裂口底部与肛窦之间有无瘘管,有则切开。

●在肛内食指引导下挑出部分内括约肌及外括约肌皮下部,在直视下切断,使肛管可容两指。

●修整创缘,用止血散纱布或明胶海绵覆盖,肛内填以油纱条,包扎固定。

注意:①切口大小适度,切口过小易复发,过大则延迟愈合。②切除不宜过浅,避免遗漏潜行的瘘管。③术中充分松解内括约肌及外括约肌皮下部,以防复发。

术后处理:①口服抗生素防止感染。②缝合法须控制排便 4～5 天,输液、流食。③每次便后熏洗坐浴后严格消毒换药。

(2)肛裂挂线术:适用于Ⅰ、Ⅱ期无并发症的肛裂,以及伴皮下瘘、肛门梳硬结、肛门狭窄的肛裂。

操作方法：

●肛周及肛管常规消毒、铺巾。在肛裂外肛缘皮肤做一放射状小切口，长约1.5cm。同时切除肛裂痔及肥大的肛乳头。

●用球头探针从小切口探入穿过外括约肌皮下部及内括约肌，在左手食指于肛内引导下，寻找后位肛窦处。左手食指抵住探针头轻轻从裂口上端肛窦处穿出，将带有橡皮筋的丝线圈挂在球头探针上，然后退针，引线至肛外。

●将橡皮筋内外两端合拢拉紧、钳夹，钳下丝线结扎。

●也有用大圆针带 7 号丝线，从肛裂下端 0.2cm 处进针，穿过肛裂基底部从肛裂上端 0.1cm 处穿出，将贯穿丝线内外两端勒紧结扎。

●于被勒扎组织内注射亚甲蓝长效止痛药，外用塔形纱布压迫，丁字带外固定。

注意：①探针要在食指引导下于肛窦处探出，以免损伤对侧肠黏膜。②橡皮筋结扎要紧，否则张力不够而不能勒开。③每次便后熏洗坐浴，换药。④术后 6 天左右脱线，换药至愈合。

(3)肛裂扩肛术：适用于Ⅰ、Ⅱ期无并发症肛裂；Ⅲ期肛裂，严重高血压、心脏病患者、凝血机制异常者禁用。

操作方法：

●双手食指、中指涂凡士林油或液状石蜡，先伸入右手食指滑润肛门，再背向伸入左手食指轻轻向两侧偏后撑开肛管，维持 3～5min。

●继而再伸入两手中指，若肛裂在后正中位，则靠近病变处的两指向下外方用力；若肛裂在前正中位，则向外上方用力，维持扩肛 5min，在男性应向前后方向扩展，避免手指与坐骨结节接触而影响扩张宽度。女性因骨盆宽，不存在这一问题。扩肛后，肛裂创面被撕裂扩大并开放，引流通畅，创面可很快愈合。

注意：①扩肛必须在充分麻醉下进行。②忌用暴力扩肛，应逐渐加力，以免造成黏膜或皮肤撕裂。③扩肛用力应上下方向，避免创面撕开过大。而内痔扩肛术应左右方向扩张。④术后配合便后坐浴，痔疮栓塞肛。

(4)肛裂封闭术(亚甲蓝长效止痛药)：此种手术孕妇禁用。

操作方法：局麻下会阴部严格消毒，指诊检查直肠内有无肿物及肛管的紧张度，并指法扩肛。在肛内食指引导下在裂创下端 1.5cm 处进针，进入肛管后间隙达内括约肌与外括约肌皮下部之间，边进针边推药，注入药物 5～6ml。再从肛裂下缘，距裂口 3cm 处进针，在裂创基底部，做扇形封闭，药量 2～3ml，全部注射总量不超过 20ml。术中注意针头勿入肛管腔，防止感染。术后无须特殊处理，一切照常。

（5）内括约肌切断术：

1）后正中位内括约肌切断术：适用于后正中位Ⅲ期肛裂。

操作方法：

●用分叶式肛镜扩张肛门，显露裂创。

●由齿状线至肛缘做一纵切口，切开长度约 1.5cm，分离内外括约肌之间的组织；如并发哨兵外痔及肛乳头肥大者也一并切除。

●于后正中线经裂创直接切断内括约肌下缘。

●修剪皮缘，伤口开放，压迫止血，创腔填以凡士林纱条。

术后处理：每次便后熏洗坐浴、换药，术后 3 周创面可愈合。

2）侧位内括约肌切断术：适用于单纯性肛裂伴有肛门括约肌痉挛和肛门狭窄者。

操作方法：

●用手指伸入肛管，摸到括约肌间沟，在肛门左右两侧的任何一侧肛缘距肛门 1～1.5cm 处，做一弧形切口约 2cm。

●将止血钳由切口伸向括约肌间沟，向上将内外括约肌分离。

●钳夹内括约肌下缘，向上分离到齿状线，再由切口挑出内括约肌，在直视下切断。

●止血后缝合创面，再剪除外痔。

注意：①认清内括约肌的位置，分离时勿穿破肛管黏膜。②在挑出括约肌时，食指摸清内括约肌下缘后，向切口处顶起，易于挑出。③对伴有轻度哨兵外痔者，应一并切除。

术后处理：半流食 3 天；术后当日禁排大便，酌情选用润肠通便药物；口服抗生素 3 天，预防感染；便后常规换药，术后 7 天拆线。

（6）纵切横缝术：

适应证：陈旧性肛裂。（采用缝合时术前需做肠道准备）

操作方法：

●沿肛裂正中做一棱形切口，起自齿状线上 0.5cm，止于肛缘外 1cm。

●以弯钳挑出部分内括约肌切断，同时切除肥大肛乳头、外痔和潜行瘘道。

●分离切口外皮肤，修剪创缘，再用 4 号丝线从切口上端进针，通过基底部由切口下端穿出，将黏膜和皮肤横形缝合 3～5 针，结扎缝线，使纵切口变成横切口。缝合时宜稍带基底组织，缝合张力不宜过紧。最后用 4 号丝线间断缝合。

●如切除组织过多，张力过大时，可在切口下肛缘外 1～1.5cm 处，做与缝合创面平行的横切口，此切口开放或纵形缝合，使皮肤向肛管推移，以减少纵切横缝的张力。

注意：①严格无菌操作，缝合时从切口上端进针，通过基底部由切口下端穿出，以免遗留无效腔。②充分游离切口下端皮肤，防止缝合后张力过大。

术后处理：①流食2天，半流食3天。②口服抗生素防止感染，控制排便4～5天。③每次便后熏洗坐浴，严格消毒换药。④术后5～7天拆线，若切口发生感染，及早拆线。

3. 预防和调治

●养成良好的排便习惯，及时治疗便秘。

●饮食中多吃蔬菜水果，防止大便干燥，避免粗硬粪便擦伤肛门。

●注意肛门清洁，避免感染。肛裂发生后宜及早治疗，防止转成慢性肛裂和继发其他肛门疾病。

直肠脱垂

直肠脱垂（rectal prolapse，RP）是一种直肠壁部分或全层向下移位的疾病，是一种不常见的临床疾病，但早在古代就被人们所认识，公元前1 500年的Ebers莎草纸文献中就有所描述。《外科证治全书》中记载："脱肛属气虚，有虚寒而脱者，有热极而脱者，寒则洞泄不涩，热则涩。"《疡科心得集》中："老人气血已衰，小儿气血未旺，皆易脱肛。"《景岳全书》对其病因病机描述"脱肛因久泻久痢，脾肾气陷而脱者，有因中气虚寒，不能收摄而脱者；有因劳役吐泻，伤肝脾而脱者；有因酒湿伤脾、色欲伤肾而脱者，有因肾气本虚，关门不固而脱者；有因过用寒凉，降多亡阳而脱者；有因湿热下坠而脱者"。常发生于幼年期、老年期、久病体弱和身体瘦高者，而女性因骨盆下口较大及多次分娩等因素，发病率高于男性。可分为两种类型：完全型和不完全型。完全型指全部或部分大肠脱出；不完全型为直肠黏膜层的脱出。

1. 病因、分型

（1）中医方面：本病是全身疾病的局部表现，与脾、胃、肺、肾密切相关。其中脾胃为气血生化之源，肺与大肠相表里，肾开窍于二阴，主一身之元气，故以上脏腑有病变都可能影响大肠，发生脱肛。其病机不外虚实两端。若久痢、久泻、久咳以及妇女生育过多，体质虚弱，劳伤耗气，中气不足，以致气虚下陷，固摄失司，而致脱肛。小儿因先天不足，气血未充，老年人多因气血衰退，或者因为滥用苦寒攻伐药物，亦能导致真元不足，关门不固，而致脱肛。实者多因便秘、痔疮等病，湿热郁于直肠，局部肿胀，里急后重，排便过度努挣，约束受损，而致脱肛。但总体上是实少虚多。临床上直肠脱垂的中医分型方法颇多，迄今尚未统一，田老师根据患者的全身表现和局部辨证分型：

1）脾虚气陷证

排便或努挣时肛内有物脱出，轻重程度不一，色淡红；伴有肛门坠胀，大便带血，神疲乏力，食欲不振，甚则头晕耳鸣，腰膝酸软，舌淡，苔薄白，脉细弱。

2）湿热下注证

排便或努挣时肛内有物脱出，色紫暗或深红，甚则表面糜烂、破溃，肛门坠痛，肛内指检有灼热感，舌红，苔黄腻，脉弦数。

（2）西医方面：

● 儿童发育不全，骶骨弯曲尚未形成，直肠呈垂直状态可活动，在久病体弱、营养不良、久泻久痢、腹压持续增加时易发病。

● 支持直肠的组织软弱，主要是提肛肌和盆底肌由于先天发育不良、损伤、萎缩或因神经系统疾病，肛门括约肌张力减弱，肛管松弛引起黏膜下脱。

● 患有持续性增加腹压的疾病，如长期便秘、腹泻、膀胱结石、前列腺肥大、咳喘等。

● 妇女分娩过多，尤其是体质较弱的妇女在多次分娩后，因直肠周围组织松弛，盆腔底部的肌肉松弛；或者在分娩时引起盆腔底部肌肉、肛门括约肌损伤，不能保持正常的直肠位置，都可以造成直肠脱垂。

● 全身营养不良，坐骨直肠间隙内脂肪消耗，失去对直肠的支持作用。

● 三期内痔、息肉、肿瘤长期反复脱出逐步将直肠黏膜向下牵拉，引起直肠黏膜脱出。

附 1975 年全国肛肠外科会议统一分度标准：

Ⅰ度脱垂：排便或增加腹压时直肠黏膜脱出肛门外，长度 3～5cm，触之柔软，便后脱出部分可自行回纳，外观为放射状。

Ⅱ度脱垂：排便或增加腹压时直肠全层脱出，长度可达 5～10cm，手法复位，触之较厚有弹性，肛门括约肌松弛，外观为圆锥状。

Ⅲ度脱垂：排便时肛管、直肠、部分乙状结肠脱出肛外，长达 10cm 以上，手法复位困难，触之肥厚，失去弹性，肛门括约肌松弛无力，外观为桶状。

田老师认为，本病的病因病机虽然复杂，但只要从以上两方面加以分析，做到结构和功能相结合、局部和全身相结合，就能很好地指导临床治疗。

2. 田老师论治经验

田老师综合古今文献，取众家之长，结合自己 30 余载临证经验，对直肠脱垂进行辨证施治，总结出了一套较为理想的综合疗法。田老师认为，直肠脱垂的病因病机比较复杂，应从中西医两方面综合加以认识。中医多由气血不足，气虚下陷所致，西医多由肛提肌和盆底肌薄弱或肛门括约肌松弛所致。

（1）小儿型：中药为主，注射为辅，针推齐施。

小儿脏腑娇嫩、形气未充，易于患病；但同时又具备生机蓬勃、发育迅速的生理特点和脏气清灵、易趋康复的病理特点，这就说明小儿本身可塑性强，患病比较容易治愈。小儿直肠脱垂的病因多为气血不足，气虚下陷，发病类型以黏膜脱出为主，即多为Ⅰ度脱垂。通常来说开放性手术对肛周皮肤有损伤，且痛苦大，手术后复发率高，易产生术后并发症，且小儿多不能配合后期治疗。因此，田老师多采用中西医结合药物注射治疗，多法齐用，从而避免外科手术给患儿带来的痛苦。

1）内服中药发挥主效：治宜补中益气，升提固摄。拟内服补中益气汤加减。

处方：黄芪30g，党参20g，当归15g，白术10g，葛根20g，升麻15g，柴胡15g，鸡内金15g，诃子10g，炙甘草10g。

每日1剂，水煎，每日3次，每次100ml。

方中黄芪入脾、肺经，具生发之性，能补气升阳；党参、白术、炙甘草补脾益气；当归养血和血；葛根升发清阳以止脱；升麻、柴胡升阳举陷；诃子敛肺涩肠，正合肺与大肠相表里之意；鸡内金开胃健脾消食，使全方补而不滞。全方益气养血，升阳固脱，既补又收，标本兼顾，方症合拍，其效自捷。

2）同时配合中药熏洗外敷：田老师多年之临床经验方硝矾洗剂熏洗，以消肿解毒收敛。用法：将本品40g用开水500～1 000ml冲化，先熏后坐浴共20min，每日2次。然后将辽宁中医药大学附属医院院内制剂一效散适量外敷于肛周及脱出的直肠黏膜上，以助祛湿收敛，止痛止痒，立即将脱出物手法送回，以丁字带固定。熏洗外敷均可使药力直达病所。

3）再配以历史传承的针灸之术：针灸治法为益气升提，取任、督二脉及足太阳膀胱经穴位为主。取穴及定位：百会（头正中线上，后发际上7寸）、长强（尾骨尖与肛门连线中点处）、承山（腓肠肌肌腹下方，伸小腿时人字纹处）、大肠俞（第4腰椎棘突下旁开1.5寸）、脾俞（第11胸椎棘突下旁开1.5寸）、关元（脐下3寸）、神阙（脐中，禁针，可灸）、足三里（犊鼻穴下3寸）、环门（肛门两侧3、9点位置，当赤白肉际分界处）。以上除百会、关元、神阙三穴只用灸法外，余穴均采用针刺补法加灸。其中，百会是督脉与足太阳经的交会穴，气为阳，统于督脉，故灸百会可使阳气旺盛，有升提固摄之功；长强为督脉之络穴，位近肛门，环门位于肛周，二者可增强肛门的约束功能；承山为膀胱经穴，足太阳经别入肛中，故可疏调肛部气血；大肠俞为大肠经气转输之处，可充实大肠腑气；脾俞为脾之背俞穴，可补气升提；关元为小肠募穴，神阙为任脉经穴，均有强壮作用，灸之补气益损；足三里是胃经合穴，为强壮保健要穴。针灸是田老师治病的常用之法。

推拿法：揉丹田5min，摩腹3min，揉龟尾600次，自上而下或自下而上推七节 800 次。丹田位于脐下 2 寸,主治少腹痛、遗尿、脱肛、小便赤少;龟尾位于尾椎骨处,主治泄泻、脱肛、便秘;七节即第 4 腰椎至尾骶骨,成一直线,主治泄泻、痢疾、食积腹胀、肠热便秘。

酌情辅以注射疗法:若患儿黏膜脱垂较重,且无急慢性直肠炎及腹泻症状等注射疗法禁忌证,田老师多辅以直肠黏膜下定点注射术。术前 1 天禁食,清洁灌肠。术时硬膜外及静脉麻醉成功后,患儿取左侧卧位,肛周皮肤和肛内常规消毒。用药为 1:1 浓度的消痔灵注射液。具体操作:在肛镜下或将脱出的直肠黏膜暴露于肛外,根据黏膜脱垂的程度,在齿线上方选择 1～3 个平面,每个平面选 3～4 个点,各点注射的距离相互交错,也可呈环状注射,每个点黏膜下注药 1～2ml,总量一般不超过 30ml。如果黏膜过度松弛,药量可酌情加大,注射时注意不要过深刺入肌层或太浅注入黏膜内,以及注射过于集中在一点上。术毕,在肛镜下检查有无出血点和未注射到的地方,以防遗漏注射,之后肛内注入抗生素液体,敷料加压固定。术后予半流食,常规应用抗生素,控制排便 1～3 天。若患儿为完全脱垂,田老师多辅以直肠周围注射术。准备同上。

操作方法:用穿刺针和 20ml 注射器装入药液,先于右侧肛缘外 2～3cm 处刺入皮下约 3cm 进入坐骨直肠窝,遇阻力即达提肛肌下,再往上穿过提肛肌,针尖有落空感即进入骨盆直肠间隙。左手食指伸入直肠,寻摸针尖在直肠壁外,再进针 2～3cm 用力注射消痔灵 10ml 使之达到其上部间隙,左侧同法注射。最后在长强穴沿直肠后壁进针 5cm 到直肠后间隙,注药 4～5ml,总量不超过 30ml,注射完毕用纱布卷压迫,卧床休息,控制排便 3 天,给予抗生素预防感染,调解大便勿便秘,排便时不要用力努挣,如疗效不好,2 周后可再注射 1 次。

(2)成人型:

1)Ⅰ度直肠脱垂:针药并举,配以注射。

临床表现为脾虚气陷证为主者,治宜补气升提,收敛固摄。田老师多用补中益气汤加减。

处方:黄芪 50g,党参 30g,当归 20g,白术 15g,葛根 20g,升麻 20g,柴胡 20g,诃子 15g,枳壳 20g,炙甘草 10g。

每日 1 剂,水煎,每日 3 次,每次 100ml。

方中黄芪具生发之性,能补气升阳;党参、白术、炙甘草补脾益气;当归养血和血;葛根升发清阳以止脱;升麻、柴胡升阳举陷;诃子收敛固涩;枳壳行气当中又具升提的作用,防止全方过补而滋腻。全方补气升阳,收敛固脱,补收皆俱,标本兼顾,田老师应用多年,临床效果颇为显著。

临床表现为湿热下注为主者,治宜清热利湿。田老师善用萆薢渗湿汤加减。

处方:萆薢 30g,薏苡仁 20g,黄柏 15g,升麻 30g,柴胡 20g,赤茯苓 15g,牡丹皮 20g,滑石 20g,泽泻 15g。

每日 1 剂,水煎,每日 3 次,每次 100ml。

方中萆薢利湿祛浊为君药;薏苡仁、赤茯苓健脾利湿;泽泻渗湿泻热;佐以清热凉血、活血化瘀的牡丹皮,清膀胱湿热,泻肾经相火;滑石祛湿敛疮;黄柏解毒疗疮以加强清利湿热的效力;升麻、柴胡升阳举陷,针对脱垂症状。全方清中有补,不忘升举,诸药合用,相得益彰,备受田老师推崇。

同时,配以黏膜下及直肠周围消痔灵注射术,禁忌证、术前准备及具体操作方法同小儿消痔灵注射术,其中麻醉采取骶管麻醉,手术体位采用截石位,药物用量适当加大,总量不超过 60ml。再配合田老师临床经验方硝矾洗剂、一效散熏洗外敷,用量可适当加大,用法同小儿直肠脱垂熏洗外敷之法。针灸疗法的选穴、手法均同小儿针灸之法。

针灸疗法:选取百会、长强、承山、大肠俞、阴陵泉、飞扬等穴。前四穴定位、手法、意义如前所述;阴陵泉在小腿内侧,当胫骨内侧髁后下方凹陷处,为脾经合穴,是足太阴经气流注之处,可助脾运化水湿;飞扬位于人体的小腿后面,外踝后,昆仑穴直上 7 寸,承山穴外下方 1 寸处,为膀胱经络穴,足太阳经别入肛中,故可清肛门局部之热。针灸之法以补气升提为主,利湿清热为辅。

2)Ⅱ、Ⅲ度直肠脱垂:三联手术,辅以针药。

Ⅱ、Ⅲ度直肠脱垂,若无手术禁忌证,田老师主要采用三联手术配合中药内服外用及针灸疗法进行综合治疗。由于Ⅱ、Ⅲ度直肠脱垂的脱出组织多,脱垂程度重,且患者多伴不同程度的肛门松弛甚至失禁,因此田老师多以三联手术为主,术前术后综合调理,效果较为理想。

术前准备:术前 2 天给予肠道抗生素口服,术前 1 天进全流食,术前晚口服20%甘露醇 250ml,15min 后口服 2 000ml 水以清洁肠道,备皮。术日晨清洁灌肠,术前 30min 肌内注射地西泮注射液 10mg。将脱出肠段用硝矾洗剂熏洗,如有嵌顿或继发感染时应及时手法复位,并行抗炎治疗,待炎症消退后再进行手术。

手术方法:

●直肠黏膜排列结扎术。骶管麻醉成功后取截石位,术区常规消毒,铺无菌巾,嘱患者增加腹压使肠段尽量脱出,如未脱出,在扩肛直视下用血管钳分别在左前、左后、右侧无血管区,纵行钳夹直肠黏膜,缓缓牵出肛外,用洗必泰液冲洗消毒后,在 3 个部位齿线上 1cm 开始,分别钳夹直肠黏膜,在钳下行"8"字贯穿缝扎,不剪线,以线继续牵出肠段,依脱出长短,用同法向上排列结扎 4～6 针,形成三个纵行排列的链条。三列结扎最终形成的缩口以能通过两指为度,以防术后直肠狭窄,排便困难。

●黏膜下消痔灵注射术。在各结扎点处黏膜下层注入 1 : 1 消痔灵注射液，使之呈苍白色，以利于坏死脱落，总量一般为 10～20ml。剪线，使脱出之肠段自动缩回复位。

●肛门环缩术：会阴部重新消毒，更换无菌手套。在前后肛缘外 1.5～2cm 处各做一长约 0.5cm 的小切口，以动脉瘤针或大弯血管钳，自前位小切口伸入皮下引入医用塑料管绕肛周皮下，自后位切口穿出，另侧同法进行，然后以食指伸入肛管为准，将塑料管两端收拢成平行接头，以丝线双重结扎，并将接头处旋转移至两侧皮下即可，小切口可缝合 1 针，消毒后外敷纱布，术终。

术后处理：①控制排便 3～5 天，补液加抗生素，术后第 7 天拆除皮肤缝线。每次便后硝矾洗剂熏洗，常规消毒换药，直至切口愈合，术后 3～6 个月根据病情恢复情况再行决定肛门环缩管是否拆除。②内服中药调理。术后口服补中益气丸以升提固涩，若便秘可口服麻子仁丸以润肠通便。③针灸辅助疗法。选穴及手法同小儿针灸之法。④加强功能恢复性锻炼。田老师还提倡功能锻炼，增强盆底肌肉力量，改善术后效果，减少复发。具体方法是患者做提肛动作，每次收缩时间不少于 3s，连续做 15～30min，每日 2～3 次，或每天做 100～200 次。

案 消痔灵注射治小儿直肠脱垂

张某某，男，6 岁。主诉：便后肛门有物脱出 2 个月。该患儿 2 个月前无明显诱因出现便后肛门有物脱出，可自行还纳，无疼痛，无便血，无黏液便，平素大便偶有干燥。查体：体温 36℃，脉搏 96 次/min。专科检查：胸膝位，视诊：增加腹压后，可见粉红色黏膜自肛内环形脱出，长约 2cm，呈圆柱状；指诊：肛内黏膜松弛，进指 4cm 未及硬性肿物。辅助检查无异常。

治疗：患儿取右侧卧位，常规碘伏消毒肛周皮肤及肛管直肠黏膜，将喇叭镜插入肛门内，消痔灵原液与 1% 利多卡因注射液 1 : 1 配好待用。于齿线上 1cm 平面开始，分别选择 3、6、9、12 四点，行黏膜下柱状注射，边注射边退针；注射完后再继续向前深入肛门镜，分别继续行 4 条柱状带注射，向上延伸 3cm 左右，注射完毕。每条柱状带大约注射 4ml，共用注射消痔灵 1 : 1 液约 16ml。术后控制排便 24h，注意饮食，保持大便通畅。术后 1 个月复查，未见复发。

按：小儿直肠脱垂多以直肠黏膜脱垂为主，多为气虚体弱，脾气不足，中气下陷。手术治疗损伤较大，疼痛、出血并发症发生概率加大，小儿不能较好配合治疗。消痔灵注射直肠黏膜引起局部无菌性炎症反应，使组织中的胶原纤维瘢痕化，产生粘连固定脱垂，使直肠黏膜与肌层不再分离，肛管和直肠不再向下移位而达到治愈。但需要注意的是纠正便秘，养成良好的排便习惯，缩短排便时间。

案 三联术治直肠脱垂

刘某，男，83岁，干部。2006年4月10日来诊。主诉：便后肛门有物脱出30余年，加重2年。患者自诉从小体弱多病，30年前无明显诱因出现排便后肛门有物脱出，初可自行回纳，渐需手托还纳，肛门坠胀感明显，伴肛周潮湿瘙痒。曾多方治疗，病情未见好转。近2年来患者自觉症状加重，在咳嗽或下蹲时即肛门有物脱出，手法复位困难。现患者病来无发热，无恶心呕吐，无腹胀腹痛，饮食欠佳，夜眠尚可，大便时干时稀，有便不尽感，每日1～2次，小便频，舌淡，苔白，脉缓。既往前列腺增生病史5年。嘱患者采取蹲位，慢慢增加腹压，几分钟后见肛门有物脱出，长约7cm脱出物表面有点状糜烂，触之较厚，有弹性，肛门松弛，括约肌收缩无力。田老师结合患者临床表现及病史，西医诊断为Ⅱ度直肠脱垂。中医诊断为脱肛（脾虚气陷型）。治宜健脾益气，升阳举陷。将其收入院治疗。首先各项常规检查，查无手术禁忌证，予口服补中益气汤加减，每日3次；静脉滴注0.9％氯化钠注射液500ml，硫酸奈替米星注射液0.2g，每日1次，连用3日；第三日晚口服20％甘露醇250ml，15min后口服2 000ml水以清洁肠道；备皮；第四日早晨清洁灌肠，术前30min肌内注射地西泮注射液10mg。患者取截石位，在骶管麻醉下行直肠脱垂三联术。

术后控制排便3天，继续按原法口服补中益气汤加减调理，以益气升提，加速痊愈；术前所用抗生素再静脉滴注3天，以防止局部感染发生；每次便后用硝矾洗剂局部熏洗；针灸选穴及操作手法同小儿针灸之法。住院期间嘱患者多吃蔬菜、水果，忌辛辣刺激性食物；按时服药、换药，排便时不要久蹲厕所，或用力努挣；告知患者如遇便后直肠黏膜脱出，应及时报告医护人员做适当处理，以防拖延还纳时间，造成黏膜充血、水肿、糜烂，影响疗效。须注意休息，避免久站久坐。

住院期间田老师亲自制订患者综合治疗方案，手术由田老师亲自主刀，中药口服汤剂亦由田老师开立。患者住院期间并未出现手术并发症和其他意外情况。经过11天积极治疗，患者症状体征消失，肛门功能良好，环缩管固定良好，大便成形，排出顺畅，每日1～2次，予以出院。嘱患者出院后继续口服补中益气丸以巩固疗效。每天坚持做提肛运动。半年后随访，患者状态良好，肛门部无明显不适，考虑到患者年龄比较大，肛门环缩管不予拆除。

按：患者年龄偏大，体质较虚，病程较长，外科开腹手术创伤大，且患者及其家属不愿接受。单用中医中药治疗恐难收效，单纯三联手术术后恢复有难度。因此，田老师采用三联手术为主，术前、术后中药调理，辅以针灸及局部功能锻炼，综合疗法取得了标本兼治的效果。尤其是中药调理，使脾气得补，其升清运化功能逐渐恢复，排便趋于规律，因而极大地减少了复发的可能。

3. 饮食注意

●直肠脱垂患者饮食宜清淡,容易消化,少渣滓,以免排粪次数增多。

●有习惯性便秘或排粪不畅者,注意调理饮食,避免便秘或腹泻。平时要多食富含纤维素的蔬菜、水果,保持粪便柔软,排便时不要过度用力或蹲厕过久,以防直肠脱垂。

●患者不宜吃刺激性食物,如辣油、芥末、辣椒等;不宜过食油腻;不宜食用带鱼、螃蟹等发物。

4. 疾病预防

直肠脱垂患者要坚持做体育锻炼和腹部肌肉锻炼,以改善人体气血亏虚及中气不足的状况,这对于巩固疗效和预防直肠脱垂具有很重要的现实意义。具体预防措施:积极除去各种诱发因素,如久坐久站、腹泻、长期咳嗽、肠炎等,婴幼儿尤要注意;平时要注意增加营养,生活规律,切勿长时间蹲坐便盆,养成定时排便的习惯,防止大便干燥,便后和睡前可以用热水坐浴,刺激肛门括约肌的收缩,对预防直肠脱垂有积极作用;有习惯性便秘或排便困难的患者,除了要多食含纤维素的食物外,排便时不要用力过猛;妇女分娩和产后要充分休息,以保护肛门括约肌的正常功能,如有子宫下垂和内脏下垂者应及时治疗;经常做提肛运动,促进提肛肌群运动,有增强肛门括约肌功能的效果,对预防本病有一定作用。

提肛运动:静坐,放松,将臀部及大腿用力夹紧,合上双眼,配合吸气时,向上收提肛门,提肛门后稍闭气,然后配合呼气时,全身放松,每天练 100～200 次。每日 3 次,便后和睡前各进行 1 次。

直肠癌

祖国医学对直肠癌很早就有记载,包括在"癥瘕""积聚"等病名中,其中相当于恶性肿瘤的"癥""积""肠瘤""锁肛痔"。《灵枢》中指出肠瘤的起因是由于"寒气客于肠""寒气居期间"。《难经》曰:"积者阴气也,其始发有常处,其痛不离其部,上下有所始终,左右有所穷处。"葛洪《肘后备急方》指出"癥"块多数是逐渐形成的。对其认识及预后,陈实功《外科正宗》指出:"蕴毒结于脏腑,火热流注肛门,结而为肿,其患痛连小腹,肛门坠重,二便乖违,或泻或秘,肛门内蚀,串烂经络,污水流通大孔,无奈饮食不餐,作渴之甚,凡犯此未得见其有生。"《外科大成》对本病的症状和预后也做了描述,"锁肛痔,肛门内外如竹节锁紧。形如海蜇,里急后重,便粪细而带扁,时流臭水,此无法治"。综观古人之论著,总的认为本病正气内虚、饮食失节、情志不遂使脾胃升降失司,气机不畅,瘀血与痰浊交结,闭阻与肠、邪毒结聚逐渐成形;传导不利故腹泻、便秘、腹痛、梗阻;血络破损而便血,久则贫血;病久多见痰湿下注、火毒内蕴等结而为实为标,正气不足、脾肾两亏为虚为本。

1. 病因病机

情志、饮食、外邪、正气亏虚皆可导致气血运行不畅,痰浊内聚,血行受阻,气滞血瘀日久,痰湿与气血相搏,凝滞于肠道,则易生瘤癌。

●忧思抑郁,情志不畅则肝失疏泄,中焦气机失宣,气血失常。

●饮食不节,过食肥甘厚腻、辛辣酒醇,导致脾胃不和,湿热蕴结,日久化毒,生湿聚痰,乘虚下注,浸淫肠道,气滞血瘀,湿毒瘀滞凝结而成肿瘤。

●饮食不洁,久泻久痢,气血虚弱,阴阳失调;息肉虫积,损伤脾胃,运化失司,湿热内生;热毒蕴结,流注大肠,蕴毒积聚,结而为肿。

●感受寒湿之邪,内伤于脾,脾阳受损,聚湿成痰,痰浊内聚,血行不畅,凝聚为积。

2. 辨证论治

(1)内治法:

1)湿热内蕴证:

症状:腹部阵痛,便中夹血,或里急后重,肛门灼热,或者发热、恶心、胸闷,舌红,苔黄腻,脉滑数。

治法:清热祛湿,解毒散结。

方药:清肠饮加减。常用药为地榆、槐花、白头翁、败酱草、黄柏、苦参、生薏苡仁、黄芩、赤芍、炙甘草。加减选用黄连、萆薢、土茯苓、草河车、木鳖子等。

2)瘀毒内阻证:

症状:烦热口渴,腹痛泻下脓血,色紫暗量多,里急后重,舌质紫或有瘀点,脉涩滞而细数。

治法:清热散结,化瘀解毒。

方药:膈下逐瘀汤加减。常用药为当归尾、桃仁、红花、丹参、赤芍、生地黄、川芎、生薏苡仁、半枝莲、败酱草、穿山甲。便血者,加大蓟、小蓟、三七、血余炭、伏龙肝、棕榈炭、地榆、槐花等。里急后重者,加酒大黄、槟榔、炒山楂、木香等。

3)脾虚气滞证:

症状:嗳气纳呆,胸闷腹胀,肠鸣窜痛,倦怠乏力,面色萎黄,便溏,足踝肿胀。舌质淡,苔薄白,脉细濡。

治法:健脾补中,理气行滞。

方药:香砂六君子汤加减。常用药为砂仁、党参、木香、炒白术、茯苓、枳壳、乌药、绿萼梅、沉香。

4)脾肾阳虚证：

症状：腹痛喜按，肢冷便溏，气短乏力，或见五更泄泻，舌质淡有齿痕，舌胖大，脉沉迟。

治法：温补脾肾。

方药：附子理中汤合四神丸加减。常用药为制附子、党参、白术、茯苓、生薏苡仁、补骨脂、诃子、肉豆蔻、吴茱萸、干姜、陈皮、炙甘草。疼痛明显者，可加延胡索、沉香、川楝子、木香、厚朴等。

5)肝肾阴虚证：

症状：头晕目眩，口苦咽干，五心烦热，腰酸腿软，遗精，便秘，舌质红，苔薄白，脉弦细。

治法：滋阴益肾，降火生津。

方药：知柏地黄丸加减。常用药为生地黄、熟地黄、知母、黄柏、白芍、牡丹皮、山茱萸、五味子、泽泻、沙参、陈皮、枸杞子、麦冬。

6)气血两虚证：

症状：面色无华，气短乏力，肛门下坠，头晕眼花，心悸心慌，舌淡，苔薄白，脉细。

治法：益气养血，健脾补肾。

方药：八珍汤加减。常用药为党参、当归、茯苓、炙黄芪、熟地黄、川芎、升麻、白芍、丹参、陈皮、八月札、生姜、大枣、甘草。肿块明显，可加夏枯草、海藻。昆布、牡蛎、莪术、山慈菇、蒲黄、五灵脂等。

此外，尚可选用一些抗癌作用的中药：败酱草、白头翁、马齿苋、生薏苡仁、苦参、白花蛇舌草、龙葵、鸦胆子、石榴皮、地榆、半枝莲、儿茶、蟾蜍皮、壁虎、凤尾草、土茯苓等。

(2)其他：

1)灌肠法：黄芩 60g，黄柏 60g，苦参 60g，虎杖 120g，藤梨根 250g，乌梅 15g。浓煎成 500ml，睡前每次 100ml 保留灌肠，每日 1 次。直肠癌者均可用。

2)坐浴法：苦参 30g，五倍子 20g，龙葵 30g，马齿苋 40g，败酱草 30g，黄柏 10g，土茯苓 30g，山豆根 20g，黄药子 30g，枯矾 3g，冰片少许（后下），漏芦 30g。水煎，坐浴，适用于菜花样肿物或溃烂者。

3)针灸疗法：该法主要用于扶正气，对直肠癌本身的疗效未有明确报道。临床可试用以下穴位进行治疗。

便血：灸百会，针刺三阴交、承山、太白、足三里、手三里。

腹泻：针刺脾俞、大肠俞、足三里。

里急后重：中膂俞。

3. 手术疗法经验

直肠癌要遵循以手术治疗为主,以化学疗法、放射疗法、生物治疗、中医药治疗等综合治疗为原则。手术主要将癌瘤全部、两段端肠管足够的范围及周围可能被浸润的组织、淋巴结(连同周围的脂肪组织)、已浸润的邻近器官(如子宫、阴道壁),一并切除,在有肝的单个转移病灶时也可做肝癌灶的切除。

(1)局部切除术:适用于早期瘤体小、局限于黏膜或黏膜下层、分化程度高的早期直肠癌。

手术经肛门括约肌及经骶部入路行局部切除。肿瘤周围正常黏膜应切除1cm,局部切除时可采用边切边缝的方法,操作方便,出血少。

(2)腹会阴联合直肠癌根治术(Miles 术):适用于腹膜反折以下的下段直肠癌及病变较晚、浸润较重的中上段直肠癌。

切除范围:①切除全部直肠、肛管及癌肿上缘 15cm 以上的肠管,行腹部永久性人工肛门。②于根部切断肠系膜下动脉,同一水平切断肠系膜下静脉,切除直肠上动脉和远端 1～2 支乙状结肠动脉,扇形切除大部分乙状结肠系膜,切除大部分盆腔后壁腹膜,清除直肠旁淋巴结、部分乙状结肠旁淋巴结、直肠上淋巴结、1～2 支乙状结肠淋巴结和肠系膜下淋巴结。③清除髂血管鞘,切除直肠侧韧带,清除膀胱侧间隙内脂肪淋巴组织,将直肠阴道隔(又名 Denonvilliers)筋膜游离至逆切除的直肠侧,清除髂总淋巴结、髂间淋巴结、髂内淋巴结、髂外淋巴结、闭孔淋巴结、直肠中动脉根部淋巴结、直肠中淋巴结和部分膀胱下淋巴结;④切除肛门和一定范围的肛周皮肤,于根部切断直肠下动脉,彻底清除坐骨直肠窝内脂肪,清除直肠下淋巴结,于近盆壁处切断肛提肌。

注意:①该手术中要注意容易出现出血的部位有 3 处:骶前静脉丛;膀胱、前列腺后方与两侧的膀胱前列腺静脉丛及女性的阴道静脉丛;直肠侧韧带附近的髂内动脉分支。②出血尤其好发于游离巨大癌瘤、浸润严重、解剖层次不清的病例。③术中预防损伤输尿管,可用胶皮条将输尿管向外侧牵提。④如切断直肠尿道肌,应随时以尿道为标志,防止损伤尿道膜部。

(3)经腹直肠癌切除术:适用于距离齿状线 5cm 以上的直肠癌。原则上以根治性切除为前提,要求远端切源距离癌肿下缘 2cm 以上。

基本操作:经腹部切除肿瘤及其上下一定长度的正常肠管,行结肠与直肠端端吻合术。由于吻合口位于齿状线附近,在术后一段时间患者出现便次增多,排便控制功能较差。

(4)经腹直肠癌切除、近端造口、远端封闭手术:适用于全身一般情况很差者,不能耐受 Miles 手术或急性梗阻不宜行经腹直肠癌切除术者。

(5)经骶前切除术:适用于距离肛缘 8cm 以上的直肠癌或直肠、乙状结肠交界处的癌肿。目前,由于吻合器的使用使某些直肠癌得以完成低位或超低位吻合,故认为所有距离肛缘5~6cm或6cm以上癌肿、切除后吻合口能位于肛管直肠环上1cm以上的直肠癌,都可通过骶前切除术切除吻合。

(6)拖出式直肠癌切除术:适用于病变位于肛缘上方6cm以上者以及病理条件适用于前切除而吻合技术困难者。

(7)腹腔镜直肠癌切除术:适用于腹膜反折以上,且肿瘤与骶前及周围组织无浸润的Duke A期、B期直肠恶性肿瘤;距离肛门5cm以上的直肠恶性肿瘤,且肿瘤与骶前及周围组织无浸润者。该微创手术具有普通微创手术的切口小、出血少、术后疼痛轻、肛门排气早、恢复活动快等优点。

(8)姑息性手术:直肠癌有广泛浸润及远端转移或者患者一般情况极差,不能行根治性切除者可考虑行姑息性手术。手术原则应尽量利用局部切除,恢复肠道的连续性,保留肛门功能。癌肿不能切除者,可考虑做结肠造口术,其手术方式有直肠癌经会阴切除、腹部人工肛门手术、直肠癌经阴道会阴切除术。

案 直肠癌Miles术经腹膜外隧道式平坦型造口术(《中国医学工程》)

按腹会阴联合切除术的标准进行操作,切除范围包括全部直肠和乙状结肠下段及其系膜,肠系膜下动脉和周围淋巴结、肛提肌、坐骨直肠窝内脂肪、肛管和肛门周围皮肤约5cm直径以及全部肛门括约肌。人工肛门部位的确定,将易于管理的部位作为人工肛门开孔部位,在脐与左髂前上脊连线与左腹直肌外缘交点向上1cm处,用组织钳提起皮肤,用手术刀切开直径约3cm×3cm圆形切口,用电刀切开同样大小的皮下组织,"十"字形切开腹直肌前鞘,根据腹直肌的强壮程度,选择钝性分离或离断,但要认真止血。准备造口的结肠,要保留充分的长度和良好的血运,不要有张力。腹膜外隧道式通路的制作:游离直肠时已经切开左侧后腹膜,用组织钳夹住左侧后腹膜切离缘,手指于左侧腹膜切离缘向左侧腹壁部的人工肛门处钝性分离,分离至人工肛门处的腹直肌后鞘,制作腹膜外隧道通路,注意隧道通路的直径应在三横指宽。然后术者左手食、中指通过腹膜外隧道式通路向人工肛门顶起腹直肌后鞘,左手拇指置于腹壁,牵引腹壁,于人工肛门创口内用电刀按层次"十"字切开腹直肌后鞘,切口一定要充分,因腹直肌后鞘切开不充分往往会造成肠管的屈曲而成为术后排便障碍的原因。操作中应注意勿切漏侧腹膜。平坦型人工肛门的制作:将乙状结肠近侧断端自腹膜外隧道式通路穿出,应保证肠管断端露出造口皮肤外约0.5cm,以便于平坦型人工肛门口的制作。首先用1号丝线间断缝合乙状结肠浆肌层与腹直肌前鞘及腹外斜肌鞘膜,缝合5~8针,然后用3-0的可吸收线,先四点缝合固定造口皮肤与肠管断端,再于其间顺次加缝针,针距以0.8cm为佳。缝合时一定要先从肠管远端黏膜侧进针,贯穿结肠全层,再从造口皮肤内缘的真皮层穿出进行缝合,缝合完闭后用凡士林纱布覆盖人工肛门口。该术式用于随机对照实验中,实验组大便开始成形并逐渐形成规律性排便,排便时产生便意感,明显高于传统采用腹会阴联合切除术。

按:由于隧道内的乙状结肠放置呈"U"形,产生一定的角度,对肠内容物在结肠的运动有缓冲作用,增加了排便的压力,有利于规律排便;又因壁腹膜内有丰富的神经末梢,当肠腔内的气体或粪便通过时可引起肠腔扩张,从而刺激壁腹膜,逐渐形成特殊的排便感,建立新的排便反射,从而提高了直肠癌 Miles 术乙状结肠造口患者的生活质量。

腹腔镜术后四磨汤治疗直肠癌(《辽宁中医药大学学报》)

用随机对照的方法观察实验组 29 例和对照组 27 例,术前准备、麻醉方法、术后常规禁食、补液支持、抗生素应用相同。治疗组术后第 1 天开始服用四磨汤,后间隔 8h,2 次各服用 50ml,次日服药,每日 2 次,每次 100ml;对照组未服用四磨汤。四磨汤方:人参 6g,槟榔 9g,沉香 6g,天台乌药 6g。体壮气实而气结较甚,腹胀痛者,可去人参,加木香、枳实以增其行气破结之力;平素大便秘结,腹满或腹痛,脉弦者,加枳实、大黄以通便导滞;脾胃虚弱者,加白术、茯苓以增人参健脾行气之功;气血不足者,予黄芪、当归以补其气血而通腑行气。两组均已以首次肛门排气、排便、无腹胀为胃肠功能恢复。结果治疗组的术后排气、排便时间、出现腹胀例数等结果明显优于对照组。

按:术后患者失血耗津,气血双虚,气虚为主,气虚易致瘀,同时受手术出血影响,血流于脉外,成为离经之血,离经之血成瘀,瘀血阻络,腑气不通,故出现腹部胀满不适、排气排便时间延长、呃逆等;或因住院期间,尤其是术后长时间卧床较为烦闷、浮躁导致肝郁气滞,肝胃不和,影响肝之疏泄、脾胃之降浊。四磨汤出自《济生方》,由人参、槟榔、沉香、天台乌药组成,具有行气降逆、宽胸散结、消胀导滞之功。方中天台乌药辛温香窜,善理气机,"能散诸气";沉香芳香走窜之力强,消腑气不通;槟榔辛温降泄,破积下气,则行气之中寓有降气之功,一则消积导滞使气能下行而降逆,二则疏肝畅中而消痞满,破气之品虽行滞散结之力彰,然易戕正气,故用人参益气扶正,补术后气虚,使以上三药有"气"可"理",如有发热者配黄芪、大黄,重用可除热;若腹痛固定,按之加重,舌暗,脉涩者,加桃仁、三棱、莪术活血祛瘀,与以上药物配伍,可使腑气通,气滞行,气机达,胀满除,瘀血去。全方行中有降,寓补于行,适宜于加快腹腔镜直肠癌术后胃肠功能恢复。

案 辨证论治直肠癌

刘某,男,45岁。1990年10月4号初诊。患者于1990年6月开始觉大便不利,未予重视,便秘严重时用通便药物缓解,后期明显肛门坠胀感,使用中药或西药都未显效,需灌肠方可缓解。9月于市肛肠医院门诊就诊,经查直肠镜发现直肠上段与乙状结肠交界处可见形同鸭蛋大小的肿块,初步诊断为直肠癌。于肿瘤医院抗癌治疗效果不明显遂前来我院就诊。症见:大便坠胀难通,偶有脓血便,腹痛腹胀,形体适中,精神、饮食尚可,舌暗,苔薄白,脉沉弦。辨证:患者正气尚可,标实以湿毒为主,本虚为次,肿块阻塞,湿热之邪与瘀毒相搏,阻遏于大肠。治疗上以解毒抗癌为主,适当兼顾脾肾。

处方:土茯苓30g,厚朴15g,地榆20g,乌梅15g,鸡冠花30g,三棱15g,莪术15g,炒卷柏15g,半枝莲15g,白花蛇舌草30g,太子参20g,炒白术15g,山药15g,麦冬15g,薏苡仁15g,木香15g。

10剂,水煎服,早晚分服,每次100ml,忌饮茶。

11月25日二诊:患者自觉服药期间腹痛腹胀减轻,因拒绝手术切除治疗,已继服上方至今日来复诊。因症状同前,继服前方。

12月20日三诊:偶有正常排便感,便中带血,遂增加理气化滞之功,上方加槟榔15g,草豆蔻15g,仙鹤草15g,槐角15g。服法同前。

1991年3月1日四诊:经肿瘤医院做钡剂灌肠摄片检查,见乙状结肠下段2.5cm充盈缺损,诊断直肠癌初期。此为较前好转征象,现精神尚可,形体消瘦,舌暗,苔薄白,脉细。上方去槟榔、草豆蔻,加黄芪30g,白芍15g,当归15g,茯苓15g,以健脾抗癌。如大便通利、脓血便减少可继服此方。

按:本方主治直肠癌脓血便,伴腹痛腹胀者,具有祛湿活血、解毒抗癌之效。《本草正义》云:"土茯苓,利湿去热,故能入络搜剔湿热之蕴毒。"《本草纲目》曰:"地榆,除下焦热,治大小便血证,止血取上截切片炒用,其梢则能行血,不可不知。"在《本草纲目》中载:鸡冠花主治"痔漏下血,赤白下痢,崩中赤白带下"。卷柏生用破血,炒用止血。三棱、莪术、半枝莲、白花蛇舌草四药,共奏解毒抗癌之效。对直肠癌患者,正虚与邪实在后期表现为共存,治疗之本为解毒抗癌,如食少纳差,体重下降明显者,兼顾补益,加健脾、利湿之药,如苦参、红藤、白头翁、薏苡仁、苍术、地榆等,增强人体之正气;如脐气不通为甚,可酌增槟榔、栝楼仁、厚朴、枳壳、白豆蔻等行气通脐之药。

案 辨证论治乙状结肠癌术后

李某,女,45岁。2008年7月20初诊。主诉:乙状结肠癌术后3个月。患者诉 2005 年底即有左下腹隐痛,便稀症状,未予重视。患者曾于 2008 年 1 月经沈阳某医院乙状结肠镜检及钡剂灌肠,结果示:乙状结肠中段左侧壁有 1.8cm×1.2cm 局部扁平隆起。病理示:乙状结肠腺癌。2008 年 4 月腹痛加重,大便每日 2～5 次,便稀,带脓血,并向骶尾部放射痛。病理提示:乙状结肠癌。4 月行乙状结肠部分切除,乙状结肠、直肠端吻合术。术后化疗,症状明显改善。术后 2 个月,腹痛、脓血便再次出现,考虑预后不良发生癌扩散,遂来我院求中医中药治疗。症见:脐周及少腹间断疼痛,痛时欲排便,便稀,每日 2～4 次,脓血便,口苦,纳呆,睡眠不实,舌红,苔黄腻,脉弦。辅助检查:便常规示白细胞、红细胞均满视野。辨证:湿热气结于肠中,气血凝滞,腑气不通,肠络受损,滋生脓血,邪实与正气相搏而致正气渐虚。治宜调气行血,清热散结,佐以扶正健脾。

处方:枳壳 30g,连翘 30g,土茯苓 15g,莪术 15g,苦参 15g,卷柏 15g,半枝莲 15g,白花蛇舌草 30g,桃仁 15g,延胡索 15g,山药 20g,生薏苡仁 15g,白芍 10g,甘草 15g。

水煎服,每日 1 剂,早晚分服,每次 100ml。

药后 1 个月,8 月 22 日二诊:自述腹痛减轻,大便中脓血减少。舌红,苔薄黄。湿热之证较前减轻,予继服前方。

10 月 15 日三诊:腹痛明显减轻,脓血便次数减少,舌淡红,苔薄白,脉细弦。去苦寒清热之连翘,加太子参 20g,炒白术 15g,苍术 15g,陈皮 15g,茯苓 15g。水煎服,每日 1 剂,早晚分服,每次 100ml。

上方坚持服用 1 年,逐渐增强体质,达到标本同治的目的。后随访患者,大便次数每日 1～2 次,多数成形,偶有黏液,大便镜检基本无红细胞。

按:本方主要适用于结肠癌(包括宫内恶变、腺癌、无手术机会者),症见脓血便、腹胀、腹痛者。对于肠癌的患者,正确运用辨证论治,单纯使用中医药治疗大多能起到减轻痛苦,延长寿命的作用。山药、生薏苡仁不仅具有健脾祛湿的功效,而且与莪术、半枝莲、白花蛇舌草一样在现代研究中具有抗癌的作用。方中卷柏生用破血、炒用止血、活血通经。连翘、卷柏清热解毒散结;苦参清热燥湿,杀虫,《本草纲目》曰:"苦参、黄檗之苦寒,皆能补肾,盖取其苦燥湿,寒除热也。热生风,湿生虫,因此又能治风杀虫。"山药、生薏苡仁、白芍健脾调肝行气血,且生薏苡仁能解毒消肿;土茯苓除湿解毒,用于瘰疬、痈肿;《本草纲目》曰:"健脾胃,强筋骨,去风湿,利关节,治拘挛骨痛,恶疮肿块。"莪术、桃仁、延胡索活血散结止痛,合而用之,邪去正安。

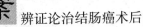 辨证论治结肠癌术后

吴某,女,34 岁。2002 年 7 月来诊。主诉:结肠癌术后 4 个月。患者 2001

年 10 月开始出现黑便,隐血试验阳性,初步诊断为上消化道出血,用止血药治疗无效,仍出血不止。2002 年 2 月于肿瘤医院摄片,诊断为结肠癌,遂于 3 月 6 日行手术切除。术后切片报告:结肠癌已侵及肌层。6 月 7 日复查,脐下腹处触及一包块,如核桃大小。后间断服用中药治疗,具体方药不详,今来我院就诊。症见:右下腹肿块如鸡蛋大小,质硬,腹痛,腹泻,胃纳差,形体消瘦,舌淡,苔薄白,脉细。辨证:脾胃气虚,痰湿凝聚为癌肿。治宜补气健脾,顺气散结。

处方:太子参 30g,生黄芪 50g,苍术 15g,薏苡仁 20g,茯苓 15g,炒白术 15g,桂枝 20g,土茯苓 50g,枳壳 30g,竹茹 15g,紫苏叶 15g,佩兰 15g,穿心莲 15g,连翘 30g,木香 15g,山楂 15g,鸡内金 15g,莱菔子 20g。

水煎服,每日 1 剂,早晚分服,每次 100ml。

加减:病情发展,如为脾肾阳虚证,可加淫羊藿、肉苁蓉、补骨脂、山茱萸等;对于质地硬的肿物,可酌加散结软坚之类,如牡蛎、夏枯草、蜈蚣、全蝎。治疗期间扶助正气治疗,加用归脾丸或六味地黄丸或十全大补汤等,或酌情加入扁豆、墨旱莲、黄精、桑寄生、熟地黄等。

经过 6 个月治疗,肿块逐渐变小,纳可,腹痛腹泻明显减少,可进入正常工作。

按:本案中主方用于治疗结肠、直肠癌术后表现为腹胀、消瘦、食少乏力患者。《景岳全书·积聚》中提到:"凡脾肾不足及虚弱失调之人,多有积聚之病。盖脾虚则中焦不运,肾虚则下焦不化,正气不行则邪滞得以居之。"本案患者年龄较轻,术后恢复不全,久治不愈而迁延,素体虚弱,脾胃虚弱是其内因,饮食不节、情志不畅、起居不慎、感受外邪等是其外因,二者互为因果,表现为整体本虚而局部标实。对于此类患者,在准确辨证论治的基础上,一方面运用中药舒畅气机,待正气恢复,一方面运用抗癌药物祛除邪毒,改善症状,标本兼顾,气顺痰消。

4. 预防与调治

●安排好患者的治疗和休息、活动,饮食上应加强营养,易消化,适当降低膳食的脂肪和肉类含量,增加新鲜蔬菜和纤维素;肠梗阻、大出血应给予禁食或流食。晚期患者做好生活护理及症状护理,加强支持治疗以减轻痛苦,延长生命。

●积极治疗家族性息肉及直肠息肉患者。

●对直肠癌高发人群要进行研究和普查。

肛门瘙痒症

肛门瘙痒症,在祖国医学中属"痒风""痒证""肛痒风""谷道痒""风瘙痒"的范畴,后世中医学中统称"肛门瘙痒"。1973 年长沙马王堆汉墓出土的我国最古老的方书《五十二病方》中首载并称为"朐痒",用干艾、柳蕈熏治"朐痒（肛门部瘙痒）"这是世界最早对肛门瘙痒症的记载。《外科证治全书》所载："痒风，遍身瘙痒，并无疮疥，搔之不止。"

肛门瘙痒症是指肛门周围皮肤仅有瘙痒而无原发性皮肤损害的一种皮肤病，是一种常见的局限性神经功能障碍性皮肤病。其特点为阵发性瘙痒，无原发性皮损，伴以搔抓引起的抓痕、血痂、皮肤肥厚、苔藓样变等皮损。多发生于20～40岁青壮年。

1. 病因病机

中医学认为肛门瘙痒症的发生，内因主要为机体素虚或久病体虚，阴虚血亏，而致内风；情志内伤，饮食不节，而致内湿；外因主要为外感风、湿、热之邪。肛门瘙痒症的发病，主要是内、外因素的相互作用而致，血虚风燥、风热夹湿是本病的基本病机。隋·巢元方的《诸病源候论》曰"风瘙痒者，是体虚受风，风入腠理，与气血相搏，而俱往来，在于皮肤之间""谷道痒者，由胃弱肠虚，则蛲虫下侵谷道，重者食于肛门，轻者但痒也。蛲虫状极细微，形如今之蜗虫状也"。清·吴谦的《医宗金鉴·外科心法要诀》指出："肛门作痒系虫伤。"

(1)血虚风燥：因素体本虚或久病体虚，阴血亏虚，血虚生风，肌肤失于濡养而生燥，出现血虚风燥之证。

(2)风热夹湿：因情志内伤，肝经火热，饮食伤脾，脾失健运，水湿内蕴，复加外感风、湿、热邪，而致风热夹湿之证。

2. 辨证论治

(1)治疗原则：积极寻找并去除可能的致病因素，外用止痒剂，必要时阻断局部皮下感觉神经。

(2)分型证治：

1)血虚风燥证：

症状：肛门昼夜奇痒，皮肤干燥脱屑，无光泽及弹性，皱襞如蛛网延至前阴；伴面色苍白，心悸失眠等，舌淡，苔薄，脉细濡无力。

症状分析：禀赋体虚，气血不足或久病气血亏耗，以致肌肤失养，故见皮肤干燥脱屑，无光泽及弹性，皱襞如蛛网；血虚生风或风邪乘虚而入，故出现肛门奇痒难忍；舌淡，苔薄，脉细濡无力为血虚之象。

治法：养血祛风，润燥止痒。

方药：四物消风饮加减。

加减：心悸、失眠甚者，加鸡血藤、何首乌、酸枣仁、柏子仁等。

2)风热夹湿证：

症状：肛门瘙痒、疼痛，皮肤浸渍、糜烂，伴面色潮红，心烦易怒，肛门坠胀，大便干,小便赤,舌红,苔黄腻,脉浮数。

症状分析:由于饮食不节,或皮肤腠理不密,风邪客于皮肤,风热夹湿内蕴,通降失司,积湿生热下注肛门,故见肛门瘙痒、疼痛,皮肤浸渍、糜烂,肛门坠胀,大便干,小便赤。面色潮红,心烦易怒,舌红,苔黄腻,脉浮数皆为风热夹湿之象。

治法:疏风清热,利湿止痒。

方药:消风散合龙胆泻肝汤加减。

3. 田老师临证心得

田老师认为肛门瘙痒症的发病主要是内外因素相互作用而致。机体素虚或久病体虚,阴虚血亏,情志内伤,饮食不节而致内风;外感风、湿、热邪,客于肌肤,湿热下注,阻于肛门周围皮肤以及虫毒骚扰。外感风热或风热相搏,风湿夹热,留滞于营卫之间,腠理皮肤之中,结而不散,时发痒出疹,而成瘙痒之证;皮肤腠理需气血荣养,血旺则光滑润泽,血虚不能充养皮肤腠理,生风生燥则伴痒,故中医有"血虚则生风,风聚则发痒"之说。在临床工作中,田老师通过运用中医望、闻、问、切四诊,总结前辈经验辨证施治,将肛门瘙痒症分为风盛夹湿、风湿夹热、湿热下注和血虚风燥四型进行辨治。

(1)辨证内服法:

1)风盛夹湿证:

症状:肛门瘙痒,肛缘皮肤微湿,轻微热感,肛周肤色正常或泛白;伴恶风,身重困倦,舌淡,苔薄白,脉浮数。

治法:疏风胜湿止痒。

方药:荆防败毒散加减(荆芥、防风、羌活、独活、柴胡、川芎、枳壳、桔梗、前胡、茯苓、甘草)。痒甚失眠者,加夜交藤、珍珠母、牡蛎。

2)风湿夹热证:

症状:肛门瘙痒疼痛,皮肤浸渍糜烂,伴有面色潮红,心烦易怒,肛门坠胀,大便干,小便赤,舌红,苔黄腻,脉浮数。

治法:疏风清热,利湿止痒。

方药:消风散加减(荆芥、防风、牛蒡子、蝉蜕、苍术、苦参、木通、石膏、知母、当归、生地黄、黑芝麻)。

3)湿热下注证:

症状:肛门瘙痒,持续发作,肛门皮肤破溃、渗液,甚则糜烂出血,肛门局部色素沉着或皮肤变白,有腥臭味,伴大便秘结,小便短赤,夜寐不安,舌质偏红,苔黄,脉濡数。

治法:清热利湿止痒。

方药:龙胆泻肝汤加减(龙胆草、黄芩、栀子、泽泻、车前子、当归、生地黄、柴胡、甘草)。热重于湿者,加黄连、大黄、苦参;湿重于热者,加薏苡仁、苍术;风盛者,加蝉蜕、防风;夜寐不宁者,加合欢皮、夜交藤、牡蛎。

4)血虚风燥证:

症状:病程较长,肛门奇痒,皮肤干燥粗糙有皱襞,无光泽及弹性,伴有口舌干燥,面色苍白,消瘦,夜寐欠安,舌淡,苔薄,脉细濡无力。

治法:养血活血,祛风止痒。

方药:当归饮子加减(当归、生地黄、白芍、何首乌、黄芪、荆芥、防风、川芎、蒺藜、甘草)。剧烈瘙痒者,加白鲜皮、蝉蜕;皮肤苔藓样变者,加白僵蚕、全蝎、莪术;胃阴亏者加麦冬;大便秘结者,加火麻仁、肉苁蓉;失眠者,加夜交藤、珍珠母、酸枣仁、合欢皮。

(2)外用法:

1)熏洗法:自拟外利汤加减。组成:大风子15g,木鳖子15g,明矾15g,白芷30g,地肤子50g,蛇床子30g。将上述药物用3 000ml的水浸泡30min,武火煮沸后,文火煎至药液剩1 500ml,然后去渣将汤剂放入一个专用的熏洗盆中,患者坐于盆上,先借助热气熏蒸患处5~10min,待药液不烫,坐入其中浸泡10~20min,自然晾干。

2)外敷法:熏洗后,待药液自然风干,将一效散或止痒散(辽宁中医药大学附属第三医院院内制剂)等直接敷于患处。

3)其他:中药针灸治疗效果不明显者,田老师也会运用注射疗法。具体操作:嘱患者术前排空二便,取截石位,常规消毒,铺无菌巾。取1%亚甲蓝2ml、1%利多卡因18ml、2~3滴肾上腺素注射液配比成亚甲蓝注射液,摇匀,待用。将亚甲蓝注射液沿肛门周围点状缓慢均匀的注射到病变部位,每点注射0.1~0.2ml,使局部皮肤呈蓝紫色隆起为宜,一般总量不超过20ml。注射部位不宜过深也不宜过浅,达表皮及真皮浅层即可。术毕,用棉球按摩片刻,以利药液吸收,并防止渗血水肿。

通过上述中医辨证施治,采用内服、外用相结合的方法,绝大多数患者在用药治疗7~14天后症状明显缓解,在1~2个月的治疗周期后,95%以上的患者可以达到满意的疗效。当然,有极少数顽固性肛门瘙痒症患者也同时结合西医的手术疗法(肛周皮下神经末梢离断术)予以根治。于传智等在外利汤基础上加用苦参、黄柏熏洗治疗肛门瘙痒症34例进行疗效观察,34例中痊愈19例,显效10例,好转3例,无效2例,总有效率94.11%。治愈时间5~30日,平均13日,随访5年内未见复发。

4.预防调护

● 积极寻找并去除可能的致病因素。

● 避免搔抓,忌用高温水烫洗及碱性过强的肥皂清洗。

● 保持肛门局部清洁,勤换松软布料内裤。

● 忌食海腥及辛辣刺激性食物。

 利湿解毒,祛风止痒治肛门瘙痒症

张某,女,42 岁。2009 年 8 月初诊。主诉:肛门瘙痒 4 月余,加重半个月。初诊:肛门瘙痒,潮湿渗出,夜间加重,肛门下坠不适,困倦身重,纳差,夜卧不安,舌淡,苔厚腻,脉濡滑。专科检查:截石位,视诊:肛周皮肤增生粗糙,肛门皱襞加深;指诊:肛内进指 4cm 未触及硬性肿物;肛门镜:未见明显异常。证属风湿郁结。诊断为肛门瘙痒症。治宜利湿解毒,祛风止痒。方用外利汤加减。

处方:大风子 15g,木鳖子 15g,白鲜皮 15g,白芷 30g,明矾 15g,地肤子 50g,蛇床子 30g。

将药物煎成水剂,趁热先熏后洗,坐浴,每次 30min,每日 1 次。另嘱其保持肛门局部干爽、清洁卫生。

二诊:3 日后复诊,自诉瘙痒明显减轻,效不更方,续用 4 日。

三诊:7 日后复诊,自诉偶有夜间瘙痒,续用前方 4 日,痊愈。

2 个月后复诊,自觉临床症状无反复,嘱其调节饮食,忌辛辣刺激之品,保持肛门局部清洁卫生。

按:肛门瘙痒症多由风邪湿毒留滞皮肤腠理之中,结而不散所致,潮湿渗出,经摩擦活动则痛痒更甚。大风子味辛,性热,有毒,有攻毒杀虫、祛风燥湿之功,《本草纲目》有云"主风癣疥癞,杨梅诸疮,攻毒杀虫",用以为君。木鳖子味苦、微甘,性凉,有毒,有攻毒疗疮、消肿散结之功,用以为臣。白芷味辛,性温,有散风止痛、燥湿消肿排脓之功,《日华子本草》云:"治目赤胬肉⋯⋯肠风、痔瘘,排脓,疮痍、疥癣,止痛生肌,去面皯疵瘢。"明矾味酸、涩,性温,外用可解毒、杀虫、止痒,《本草纲目》云:"矾石之用有四⋯⋯治诸血痛,脱肛,阴挺,疮疡,取其酸涩而收也";地肤子味苦,性寒,清热利湿止痒,《名医别录》云:"去皮肤中热气,散恶疮";蛇床子有杀虫止痒、温肾壮阳之功;四者共用为佐,功专燥湿杀虫止痒。诸药共用,共奏利湿解毒、祛风止痒之功。临床随证加减,方收良效。

注:湿痒洗剂(《肛肠病验案良方》)

组成:大风子 15g,木鳖子 15g,白芷 20g,明矾 15g,土茯苓 50g,地肤子 50g,五倍子 15g,甘草 20g。

用法:水煎,每日 1 剂,熏洗,每日 2 次。洗后待其自然晾干,勿擦。

功效:燥湿止痒,解毒杀虫。

主治:肛门湿痒,肛周瘙痒,顽癣,湿疣等。

本方为田老师经验方,属辽宁省肛肠医院院内制剂。

肛门直肠神经官能症

肛门直肠神经官能症是指患者由于自主神经功能紊乱、肛门直肠神经失调而发生的一组证候群,是以肛门直肠异常感觉为主诉的神经系统功能性疾病。多见于平时精神较紧张、多疑、情志不畅、心情急躁或性格内向的人群,与精神因素和周围神经反射作用有关。一般由情志不畅、心情急躁或局部刺激、衣裤摩擦等因素而诱发,并逐渐加剧。女性的发病率高于男性,多见于更年期或接近更年期妇女。

患者主诉多为离奇、主观、幻想的症状,常是以肛门直肠为中心的异常感觉,如自觉肛门直肠有特殊臭味、怪异声响、小虫爬行、疼痛、灼热、坠胀难忍、便意频频、直肠异物、麻木、奇痒等,常伴有精神萎靡、悲观、食欲减退、消化不良、失眠、头晕、疲乏无力等全身症状。症状多呈阵发性发作,时好时差,情绪抑郁或急躁多语,甚者几欲轻生,严重影响个人及家庭生活、工作与学习。

此类患者最大特点是,虽然主诉症状明显,但临床进行肛门直肠局部一系列的物理及化验检查,均无与自述症状相应的器质性病理改变存在。部分患者可能还经过多次手术或局部注射封闭治疗等,但疗效差,无法解除相关症状。

1. 中医病因病机及历代医家治疗观念

祖国医学认为本病多由精神紧张,情志失调,引起肝郁气滞,甚则化火;或因劳思伤脾,心血不足,阴虚火旺所致。寒湿、饮食、劳倦等也可成为诱因。对本病的治疗,历代医家多从清热利湿、清热疏肝、滋阴安神论治,并结合针刺疗法等。

2. 田老师从"瘀"论治肛门直肠神经官能症

《灵枢·本脏》云:"人之血气精神者,所以奉生而周于性命者也。"《素问·调经论》亦有云:"五脏之道,皆出于经隧,以行气血,血气不和,百病乃变化而生。"王清任《医林改错》认为:"治病之要诀,在明白气血,无论外感、内伤,要知初病伤人何物,不能伤脏腑,不能伤筋骨,不能伤皮肉,所伤者无非气血。"

田老师在多年的临床实践中,对本病的治疗积累了丰富的经验,认为"肝脉绕后阴",若情志不遂,肝失条达,气失疏泄,致肝气郁结,气滞血瘀,瘀血聚于后阴,则发为本病,故当属"郁证"范畴,多由肝经血瘀所致,其治疗当以活血化瘀为主,兼疏肝理气。郁有广义、狭义之分。广义的郁,包括外邪、情志等因素所致郁。狭义的郁,即单指情志不舒为病因之郁。元代《丹溪心法·六郁》已将郁证列为一个专篇,提出了气、血、火、食、湿、痰六郁之说,创立了六郁汤、越鞠丸等相应的治疗方剂。《古今医统大全·郁证门》云"郁为七情不舒,遂成郁结,既郁之久,变病多端"。《临证指南医案·郁》所载的病例,均属情志之郁,治则涉及疏肝理气、苦辛通降、平肝息风、清心泻火、健脾和胃、活血通络、化痰涤饮、益气养阴等法,用药清新灵活,并充分注意到精神治疗对郁证具有重要的意义。田老师于活血化瘀之中伍以疏肝理气之品,如此则"气通血活,何患疾病不除"。处方用药"活血不忘行气,理气必兼化瘀"。方用桃红四物汤加减。

基本处方:丹参30g,桃仁15g,红花15g,赤芍15g,川芎15g,延胡索15g,厚朴15g,滑石15g,柴胡15g,川楝子10g,郁金10g,甘草6g。

水煎服,每日1剂,早晚分服,每次100ml。

 活血化瘀,疏肝理气治郁证

张某,女,42岁。主诉:肛门坠胀不适2年余,加重4个月。初诊:患者2年前因家庭变故,始发肛门坠胀不适,阵发性发作,时轻时重,曾多方求治,无明显疗效。4个月前症状逐渐加重,时诉肛门坠胀难忍,纳眠差,精神萎靡,舌暗红,苔薄黄,脉弦涩。专科检查:截石位,视诊、指诊及肛镜均未见明显异常。证属气滞血瘀之郁证。治宜活血化瘀,疏肝理气。方用桃红四物汤加减。

处方:丹参30g,桃仁15g,红花15g,赤芍15g,川芎15g,延胡索15g,厚朴15g,滑石15g,柴胡15g,香附15g,郁金15g,牡丹皮10g,陈皮10g,甘草6g。

水煎服,每日1剂,早晚分服,每次100ml。同时,为其进行心理疏导,嘱其调畅情志。

二诊:7日后复诊,自诉肛门坠胀明显减轻,纳眠较前好转。效不更方,续用7日。

三诊:半个月后复诊,自诉肛门已无明显不适,纳眠佳。2个月后复诊,自觉临床症状无反复,嘱其调畅情志,多参加文体活动。

按:《本草汇言》云:"丹参,善治血分,去滞生新,调经顺脉之药也。主男妇吐衄,淋溺崩血之证……或瘀血壅滞而百节攻疼。"以丹参为君,其有活血祛瘀止痛、凉血消痈、清心除烦、养血安神之功。桃仁、红花、川芎取其活血祛瘀之功,共为臣药。桃仁,《珍珠囊》曰:"治血结、血秘、血燥,通润大便,破蓄血。"《本草纲目》曰:"活血,润燥,止痛,散肿,通经。"昔人谓川芎为血中之气药,殆言其寓辛散、解郁、通达、止痛等功能,《本草纲目》云:"燥湿,止泻痢,行气开郁。"延胡索系活血化瘀、行气止痛之妙品,尤以止痛之功效而著称于世,李时珍推崇延胡索"能行血中气滞,气中血滞,故专治一身上下诸痛";滑石甘淡,清热渗湿通淋,利六腑,除邪毒散热结,利窍敛疮;厚朴此方中主要取其"通腑散瘀"之用,与滑石通利气机;四者共用,取其行气散瘀之功,为佐药。《医学启源》云:"柴胡,此少阳、厥阴引经药也。"香附主入肝经,与柴胡、郁金共奏疏肝解郁、理气止痛之功,且郁金清心解郁而除烦;三者亦为佐药。甘草性平,味甘,归十二经,调和诸药为使。全方活血化瘀,疏肝理气,瘀血去,郁结散,而病自除。

肛门术后疼痛

部分肛肠术后患者切口创面已经达到临床治愈,仍感肛门部疼痛,为持续性胀痛,或偶有隐痛不适,或阵发性刺痛,或夜间突发性收缩性疼痛,或肛内异样感。电子肛门镜、肛门压力测定、盆底肌电图、直肠感觉试验等检查均未见异常,指诊偶有括约肌肥厚,或纤维化瘢痕,或伴有不同程度痉挛。常见患者出现焦虑、恐惧、抑郁等不良心理反应。

1. 田老师从肝论治肛门术后疼痛

田老师认为,此种疼痛不适多因肛门手术直接损伤经脉、络脉,使局部经脉、络脉之气被隔绝、阻断,经滞则气不周行,气滞则血不行,气与血俱滞,气血瘀阻,经络不通易致肝经受损,且手术会影响患者的生活和工作,情志活动的异常可影响肝之疏泄、调畅气机功能;肝经走后阴,肛门部为肝经循行部位,故可从肝论治,其证属虚实夹杂,气血亏虚,气滞血瘀互为影响,应以疏肝养血健脾、理气活血化瘀、改善微循环为治则,方用丹栀逍遥散随证加减。组方:柴胡、当归、芍药、茯苓、白术、炙甘草、牡丹皮、栀子、桃仁、红花、川芎、熟地黄。

此种术后疼痛不适是一种难治性症状、疾病,田老师认为迁延日久多伤正气,正气虚则邪之所凑,症状虚虚实实,变化多端,临床应多加观察,随证加减。久病气虚,用黄芪可补气养血,且有祛瘀散结之效;瘀血症状明显,活血化瘀,加三棱、莪术;病位在下,常有湿热之邪侵扰,佐以黄柏、苦参清热燥湿,泻火解毒;随证加减莱菔子、郁金、川楝子、香附加强行气活血之功;延胡索、乳香、没药加强理气化瘀之效;淫羊藿、菟丝子、补骨脂、赤石脂、炙附子振奋脾肾之阳,温壮督脉。

案 疏肝养血健脾,理气活血化瘀治术后肛门疼痛

某女,49岁。2012年3月9日初诊。主诉:肛内坠胀,阵发性疼痛5个月。6个月前于某肛肠医院行肛内脓肿切开引流术,术后1个月临床治愈。出院后肛内逐渐有坠胀感,夜晚阵发性疼痛,呈掣痛,疼痛频率逐渐增加,影响睡眠及生活。精神憔悴,常叹息,食量减少,二便正常,舌淡,苔黄,脉弦数。肛门指诊:触及术后瘢痕形成;电子肛门镜检查、肛门压力测定、盆底肌电图检查等均未见异

常。诊断：术后肛门疼痛。此乃气血亏虚，气滞血瘀。治宜疏肝养血健脾，理气活血化瘀。方用丹栀逍遥散加减。

处方：牡丹皮20g，栀子20g，当归(炒)20g，延胡索20g，丹参20g，柴胡15g，赤芍15g，茯苓15g，白术15g，川芎15g，桃仁15g，红花15g，槐角15g，炙甘草10g，没药10g。

每剂煎300ml，口服，每日3次，每次100ml。

3月17日二诊：疼痛略减，舌淡红，苔微黄，脉沉弦。原方加熟地黄30g，茯苓15g。

3月31日三诊：肛门坠胀感明显缓解，疼痛发生次数减少，脉沉弦，苔薄黄，舌淡红。原方去槐角，加益母草20g。电话随访，效果良好。

按：本病多为术后情志不畅，气血亏损、气滞血瘀，局部瘢痕形成所致。方中柴胡为君，疏肝解郁，条达肝气，以复肝用；其疏肝止痛之效，历来被前贤所推崇，行肝经逆结之气，止肝气疼痛。臣为补血要药当归，味甘而重，气轻而辛，故又能行血，补中有行，行中有补。田老师指出白芍变赤芍效果为妙，正如《本草求真》中云："赤芍与白芍主治略同，但白则有敛阴益营之力，赤则有散邪行血之意。白则能于土中泻木，赤则能于血中活滞，故凡腹痛坚积，血瘕疝癖，经闭目赤，因于积热而成者，用此则能逐瘀，与白芍主补无泻，大相远耳。"佐以白术、茯苓、炙甘草健脾益气，为补气健脾之品，三药合用使脾气运化有权，气血化生有源。栀子入营分，能引上焦心肺之热，屈曲下行，尚可泻火除烦，解热郁，行结气；牡丹皮味苦而微辛，气寒而无毒，辛以散结聚，苦寒除血热，入血分，为凉血热之要药；另用桃仁活血祛瘀，润肠通便，主瘀血，血闭瘕；红花活血通经，祛瘀止痛；破留血，养血，重用破血，少用则养血；加之"血中气药"川芎增强活血行气开郁、祛风止痛之功；槐角清肝泻火，止血，止痛，《本草卷》曰槐角"主五内邪气热……五痔、火疮……子脏急痛"。二诊时加熟地黄补血滋阴，益精填髓，长肌肉，生精血，补五脏内伤不足，通血脉，该病温补不可太过，久用伤阴，加重经络瘀滞，酌加茯苓淡渗制约其性。全方攻补兼顾，直达病灶。

案 肛肠病术后长效止痛

采取简化骶管麻醉法，手术结束时，用复方亚甲蓝配比液：1％亚甲蓝注射液2ml、2％利多卡因注射液5ml、0.9％氯化钠注射液5ml、0.5％盐酸罗哌卡因5ml。在创面下、皮缘下、结扎处、部分括约肌间及挂线区域均匀地点状注射，注射深度不超过0.5cm，每点注射药量在0.3～0.5ml，总量不能超过15ml。于术后第1天晨起开始口服自拟中药汤剂，每次100ml，每日3次，服药天数平均12天。

处方:柴胡 15g,当归 15g,川芎 15g,生地黄 20g,白芍 15g,丹参 30g,延胡索 30g,煅龙骨 30g,煅牡蛎 30g。

该法提高患者的生活质量和促进术后康复,取得满意疗效。

按:术后长效止痛已成为肛肠科医生在治疗过程中所重点关注的课题。肛门周围富于神经末梢,疼痛反应敏锐,且术后损伤细胞释放炎性介质 K^+、H^+、5-羟色胺、前列腺素、一种肽类神经递质(P 物质)、缓激肽、一氧化氮等,作用于肛周末梢神经而发生敏感化反应,使正常情况下不引起疼痛的低强度刺激此时均导致疼痛,甚至是剧痛。术后疼痛严重地影响了肛肠病的术后康复,影响患者的睡眠与生活。

穴位埋线配合双氯芬酸钾片治痔瘘术后疼痛

主穴:长强、大肠俞(双)、肾俞(双),配穴根据中医辨证论治取:膻中、关元、气海、天枢(双)、大横(双)、足三里(双)、三阴交(双)、承山(双)。具体操作:按无菌操作要求,常规消毒后,用 0.5%利多卡因局麻。将 0.9%盐水浸泡的 3-0 号无菌羊肠线约 1cm 置入 7 号普通注射针头前端,执持针器,垂直刺向长强穴,快速刺入皮下,沿肌肉层缓慢推入约 3cm,得气后边推针芯边退针,将羊肠线埋入穴位内;再持缝合针与皮肤成 15°角做双侧大肠俞透肾俞。检查无出血后,用消毒干棉球按压片刻,创可贴覆盖。同法配穴可做透刺、直刺或斜刺,埋入肌肉层 0.5~4cm。同时,口服双氯芬酸钾胶囊 0.1g(国药准字 H20010265,辽宁天龙药业有限公司)。对照组常规口服双氯芬酸钾胶囊 0.1g。共治疗 3 天。

采用数字评分法(NRS)及术后疼痛的分级与疗效判定,将双氯芬酸钾的相对快速作用与穴位埋线疗法的相对持续作用相结合,对患者术后疼痛有较好的疗效,不仅减轻了患者的身心痛苦和经济负担,而且避免不必要的阿片类药物使用,有利于保持患者痛觉阈值。

按:在原有非甾体抗炎止痛药基础上增加穴位埋线止痛技术的运用,在前 3 天既增加联合止痛效果,又可减少非甾体抗炎止痛药剂量,减轻患者口服止痛药可能引起的胃肠道不适症状和肝肾的毒性反应,同时发挥疼痛急性期双氯芬酸钾起效快的特点,后期埋线加强长期刺激止痛作用。

"平衡镇痛"治术后疼痛

采取简化骶管麻醉法,麻醉药物为 1%盐酸利多卡因注射液。手术采用外剥内扎、括约肌松解术,手术结束时术区注射复方盐酸利多卡因注射液,术后硝矾洗剂熏洗坐浴,生肌止痛栓纳肛,止痛膏外敷换药治疗。辅以针灸疗法,于换药前 20min 针刺长强穴、环跳穴。

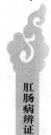

按:本治疗方案以中医中药及针灸为切入点,以止痛膏、生肌止痛栓、硝矾洗剂及复方盐酸利多卡因注射液 4 种药物为基础,辅以针灸穴位治疗,在应用西药对末梢神经产生传导阻滞的基础上,发挥中医中药消肿止痛、行气活血化瘀、生肌收敛之功效,使经络通达,气血通畅,阴阳调和。通则不痛,达到强化镇痛的目的。复方盐酸利多卡因注射液,其主要成分为盐酸利多卡因及薄荷脑,是一种酰胺类局麻药,可与神经细胞膜钠通道轴浆内侧受体相互作用,阻断钠离子内流,可逆性阻滞神经纤维的冲动传导,具有作用快、弥散广、穿透力强、无明显扩张血管作用的特点。

肛肠病术后辨证施治十三方

1. 病因病机

肌肤破伤,经络阻隔,气血耗损,功能障碍,热毒蕴结,腑气闭塞,心神扰乱,脏腑失和。肛肠病术后,手术创面使术区皮肤损伤,而刀刃切割直接伤及筋肉,致使经络阻隔不通,气机不畅,不通而痛;手术失血则气血耗损,创面损伤严重则功能障碍,产生二便不利;术后伤津耗气,情志不畅致使热毒蕴结,阻碍腑气通降下至大便秘结,小便热赤,脘腹胀满,上至搅扰清窍,心神不宁,夜不能寐,全身不利,重者脏腑失和,病情难愈。

2. 术后十三首方

(1)痔术后(外剥内扎、分段结扎术):疼痛是肛肠病痔疮手术后最常见的症状之一,因为肛周末梢神经丰富,加之术后活动、排便等因素的影响,致疼痛加重。若疼痛得不到有效的缓解,将对机体各系统产生有害影响,影响术后患者康复。为缓解术后疼痛,减轻患者不适,更有利于患者的康复,田老师自拟痔疮术后方通利汤。

疼痛是痔疮术后主要症状之一,其原因有:①组织受到不同程度的手术刺激和损伤。②术后创面暴露神经受到刺激。③术后创面水肿或感染。④术后肛管油纱布填塞过多过紧,括约肌痉挛收缩。⑤排便时粪便直接刺激或摩擦伤口。⑥术后瘢痕挛缩压迫神经,产生阵发性疼痛。⑦麻醉紧张、恐惧或机体对疼痛过度敏感等。⑧由于该部位血管神经丰富,又受躯体感觉神经支配,对疼痛特别敏感。

祖国医学认为,疼痛机制是机体局部气血凝滞阻塞,不通则痛。唐容川在《血证论》中称:"凡是疼痛,皆瘀血凝滞之故也。"肛门部术后疼痛的主要原因是金刀创伤致络损经伤,气血运行不畅,气滞血瘀;或因创口湿热下注,热毒内壅,经络受损,血行瘀阻;或因患者情志不畅,瘀则不通,不通则痛,故治宜通经活络,散瘀消痛。方用通利汤。

处方：桃仁 15g，红花 15g，枳壳 20g，滑石 15g，延胡索 15g，黄柏 30g，乳香 5g，没药 5g，川楝子 15g。

本方具有通经活络、散瘀消痛之功效，主治痔疮术后气血瘀滞、经络不通之疼痛，该方剂在辽宁省肛肠医院作为院内协定方使用，疗效满意。

痔疮是直肠末端和肛管部静脉曲张而成的静脉团块或肛门皮肤增生而成的皮赘。因发生部位不同可分为内痔、外痔和混合痔，痔疮切除后，虽然切除了由病因导致的病理产物，但主导因素以及一些并发症并未消除，术后气血阻滞，经络不通，经脉失去濡养所致。

方解：依据祖国医学"不通则痛"理论，痔疮手术后的疼痛是由瘀血阻络，经络不通所致，因此田老师总结多年的临床经验，研制出了通利汤，方中药物除活血化瘀外，另加专治一身上下诸痛之药延胡索，可谓标本同治，通过活血化瘀，疏通经络止痛，以治疗痔疮术后疼痛。方中：桃仁入肝、大肠经，破血行瘀，润燥滑肠，主治血燥、便秘。《本草经疏》云："桃仁，性善破血，散而不收，泻而无补。"红花入肝、心经，为活血化瘀常用药，能活血化瘀，通经。《本草汇言》云："红花，破血行血，和血调血之药也。"枳壳入脾、胃经，能行气消痰，散结消痞。滑石入膀胱、肺、胃经，能利水通淋，清热解暑。延胡索入肝、脾经，活血化瘀，理气止痛。《本草纲目》曰："气温，入手足太阴厥阴四经，能行血中气滞，气中血滞，故专治一身上下诸痛，用之中的，妙不可言。"黄柏入肾、膀胱、大肠经，能清热燥湿，泻火解毒，退虚热。乳香入心、肝、脾经，能活血化瘀，行气止痛，消肿生肌。没药入心、肝、脾经，能活血化瘀，理气止痛，消肿生肌。川楝子入肝、小肠、膀胱经，行气止痛。

（2）肛裂术后（切除术、松解术、结扎术）：祖国医学认为，肛裂是由恣饮醇酒，过食辛辣，或外感风湿燥热邪气，或老人、产妇、血虚之人多致燥热结于肠胃，灼伤津液，无以润滑大肠，则大便干燥，排便强努久蹲，皮肤撑裂则溃疡疼痛，血脉络伤则便血；瘀血凝聚则生皮赘。正如《医宗金鉴·外科心法要诀》所云："肛门围绕，折纹破裂，便结者，火燥也。"

肛裂是肛肠科临床常见多发病，早期肛裂可采用保守治疗而愈，陈旧性肛裂多采用手术治疗。目前，针对肛裂的手术方法已多达几十种，其共同特点是通过解除括约肌痉挛，使局部引流通畅，血运得以改善，从而促进肛裂创面的愈合。具体的手术操作难度不大，但如果不加注意，经常会发生一些并发症，如便秘、出血、疼痛、伤口愈合缓慢等。因此，田老师针对肛裂手术后并发症，治宜通便利湿，和血止痛。自拟清利汤。

处方：郁李仁 20g，栝楼仁 30g，黄柏 30g，薏苡仁 20g，栀子 15g，丹参 30g，当归15g,延胡索15g。

本方具有通便利湿、和血止痛之功效,主治肛裂术后便秘、出血、疼痛、伤口迁延难愈等并发症,该方剂在辽宁省肛肠医院作为院内协定方使用。

方解:郁李仁入大肠、小肠、脾经,能润肠通便,燥涩不通,用于大肠气滞,大便燥涩不通。《用药法象》云:"专治大肠气滞,燥涩不通。"栝楼仁入肺、大肠经,能润肺、散结、滑肠,治结胸、便秘、肺燥热渴之便秘。《饮片新参》曰:"栝楼仁,清肺,化热痰,润肠,通大便。"《中药志》云:"治老年或病后之肠结便秘。"黄柏入肾、膀胱、大肠经,能清热燥湿,泻火解毒,退虚热。薏苡仁入脾、肺、肾经,能利水渗湿,清肺排脓,健脾止泻,用于脾虚泄泻。栀子入心、肺、胃、肝、膀胱、三焦经,能泻火除烦,清热利湿,凉血解毒。丹参入心、肝经,能活血祛瘀,凉血止痛,除烦安神。当归入心、肝、脾经,能补血和血,润燥滑肠,治肠燥便难,赤痢后重,癥瘕结聚。延胡索入肝、脾经,能活血化瘀,理气止痛,《本草纲目》云:"气温,入手足太阴厥阴四经,能行血中气滞,气中血滞,故专治一身上下诸痛,用之中的,妙不可言。"

(3)肛周脓肿术后(切开引流术、切开挂线术):肛门直肠周围脓肿是肛门直肠周围间隙内软组织发生急、慢性化脓性感染而形成的脓肿,简称肛周脓肿,是肛肠科的常见病,其发病率占肛肠疾病的25%。肛周脓肿的形成主要与肛腺感染、损伤及某些全身性疾病,如糖尿病、白血病等导致严重的营养不良,全身虚弱,抗感染能力低下等原因有关。治疗以往多采用切开引流术,但大部分将形成肛瘘,须二次手术,病程长,患者痛苦大,且由于各种原因出现肛周脓肿术后切口红肿、疼痛、脓性分泌物增多、肉芽组织生长缓慢,影响切口愈合。

在祖国医学中,肛周脓肿属于"肛门痈疽"范畴,其发病主要以风、湿、热、瘀为主。脓肿切开排脓后,虽然除去由病因导致的病理产物,但风、热、湿、瘀等致病因素可能并未消除,故仍应针对主要病因治以解毒除湿、收敛排脓之法,才能标本兼治,缩短脓肿创面愈合时间。因此,田老师自拟肛周脓肿术后方消利汤。

处方:金银花30g,蒲公英30g,土茯苓50g,泽泻30g,椿皮15g,薏苡仁20g,败酱草20g,地榆15g。

本方具有解毒除湿、收敛排脓之功效,主治肛周脓肿术后出现的红肿、疼痛、脓性分泌物增多等症,该方剂在辽宁省肛肠医院作为院内协定方使用。

《疡科心得集》中云:"此处生痈,每因酒色中伤,湿浊不化,气不流行者多。"脓肿切开排脓后,虽然排出脓液,但是脓毒旁窜则肛周红肿热痛;营卫不合则发寒热;脓无出路不通,则痛,脓毒外攻,破皮而出则反复流脓水。

方解:金银花入肺、心、胃经,能清热解毒,疏散风热。《疡科心得集》中应用银花解毒汤治疗湿热火毒,且具有疏风之效。蒲公英入肝、胃经,能清热解毒,消肿散结,利湿通淋,《本草备要》云:"化热毒,解食毒,消肿核,专治乳痈,疗毒,亦为通淋妙品。"《本草衍义补遗》云:"化热毒,消恶肿结核,解食毒散滞气。"与金银花共奏清热利湿、消肿之功。土茯苓入肝、胃经,能清热解毒,除湿,用于治疗湿热疮毒。泽泻入肾、膀胱经,利水渗湿,泻热,专泄肾与膀胱之热,下焦湿热尤宜。椿皮入大肠、肝经,清热燥湿且收敛止血,治疗便血、痔血之效佳,《证治准绳》方中单用本品研末,醋糊为丸,治疗痔漏下血。薏苡仁入脾、肺、肾经,清肺排脓,健脾利水渗湿,从脾胃入手,达到健脾胃而利湿之功。败酱草入胃、大肠、肝经,清热解毒,消痈排脓,祛瘀止痛。此为排脓要药,《本草纲目》云"败酱乃手足阳明厥阴药也。善排脓破血,故仲景治痈及古方妇人科皆用之"。地榆入肝、大肠经,能凉血止血,解毒敛疮,其不仅凉血而止血,因其收涩之性而收敛止血,对于血热出血者尤宜,用于治疗便血、痔血。《本草求真》云"清不虑其过泄,涩亦不虑其或滞,实为解毒止血药也"。

(4)肛瘘术后(切开搔刮术、挂线术):肛瘘是肛门直肠瘘的简称,系指肛管或直肠腔与肛门外皮肤相通的瘘管。男女老幼均可发病,但多为青壮年男性,男女比例约为5∶1。肛瘘是常见病、多发病,占普通外科疾病的6%,占肛肠疾病的25%,仅次于痔,居第2位。肛瘘由三部分组成,即内口、瘘管和外口,也有只有内口或外口者。肛瘘由于管道多弯曲复杂,常有支管、深部死腔,在治疗上难度较大,被列为外科领域难治性疾病之一,手术是治疗肛瘘唯一可靠有效的方法。手术的主要方法有:肛瘘切开术、切除一期缝合法、旷置造口保留括约肌法、高位虚挂线引流法、高位肛瘘切开挂线法、蹄铁形肛瘘切开挂线法等。手术的关键是减少肛门括约肌的损伤,防止肛门失禁,同时避免肛瘘的复发。各种手术方式均有一定比例的并发症,一旦出现并发症,必然增加患者痛苦。

肛瘘是肛肠科的常见病、多发病,中医学称之为"痔瘘""漏疮""肛漏"。《太平圣惠方》载:"夫痔瘘者,由诸痔毒气,结聚肛边……穿穴之后,疮口不合。时有脓血,肠头肿疼,经久不差,故名痔瘘也。"中医认为肛瘘的病因病机主要是外感湿热之邪或感受湿邪郁而化热,或饮食辛辣厚味之品损伤脾胃,脾失健运,水湿运化失职,湿聚化热,湿热下注肛门大肠,阻滞经络,久蕴化毒成脓,溃后经久不愈,故成漏疮。瘀、湿、热为其病理特点。肛瘘术后,虽然切开或剔除炎症刺激形成的瘘管,但瘀、湿、热等主导因素并未消除,故仍应针对主要病因治以扶正利湿、收敛解毒之法,才能标本兼治。因此,田老师自拟肛周脓肿术后方扶利汤。

处方:党参30g,黄芪30g,黄柏30g,土茯苓50g,椿皮15g,薏苡仁15g,大青叶20g,蒲公英20g。

本方具有扶正利湿、收敛解毒之功效,主治肛瘘术后出现的肛瘘复发、肛门失禁、肛门潮湿等并发症,方中之药物体现了祛邪不忘扶正、扶正兼以祛邪、扶正与祛邪兼顾的特色,该方剂在辽宁省肛肠医院作为院内协定方使用。

肛瘘术后湿、热、瘀等因素尚在,病理因素相互影响,或者术后正气受损,邪气未虚,术后易出现的肛瘘复发、肛门失禁、肛门潮湿等并发症,针对该病因病机组方扶利汤,适用于脓毒型、阴毒型以及正虚邪恋型术后并发症。

方解:党参入脾、肺经,补气健脾,补血生津;专用于正虚邪实之证,以扶正祛邪,《本草正义》曰:"养血而不偏滋腻,鼓舞清阳,振动中气,而无刚燥之弊。"黄芪入脾、肺经,补气健脾,升阳举陷,消肿托毒生肌,视为补诸虚不足的要药,《珍珠囊》曰其为"疮家圣药";《本草汇言》云"补肺健脾,实卫敛汗驱风运毒之药也"。薏苡仁入脾、肺、肾经,取其健脾渗湿之效。与上两味药共同扶正祛邪。黄柏入肾、膀胱、大肠经,清热燥湿,泻火解毒。善除下焦湿热,治疗肠痔。土茯苓入肝、胃经,清热解毒,除湿。椿皮入大肠、肝经,清热燥湿,收敛止血、止泻,用于治疗久泻久痢,湿热泻痢疾,便血痔血。蒲公英入肝、胃经,清热解毒,消肿散结,利湿通淋。上四药共祛湿热之邪,发挥消肿止痛止血之力。大青叶入心、胃经,清热解毒凉血,凡以热兼见毒者,皆可用之。现代研究各种炎症、感染等治疗效果好。

(5)大肠肿瘤、息肉切除术后(经腹部手术、镜下电切术):胃肠专司传化食物,《素问·五脏别论》云:"六腑者,传化物而不藏,故实而不能满也。所以然者,水谷入口,则胃实而肠虚;食下,则肠实而胃虚。"息肉发生在消化道的任何部位,都会影响食物的受纳、消化、吸收和排泄。中医学认为肿瘤、息肉的发生,其病因主要是外感六淫,内伤七情,饮食不节,劳逸失当,体质虚弱及由以上原因引起痰饮、瘀血阻滞,致人体脏腑受损、阴阳失调、气血逆乱而造成。

大肠肿瘤、息肉的切除依据其性质不同而切除范围不同,恶性者切除包括原发部位及引流区域的淋巴结。术后便秘、感染、肛门疼痛、出血、造瘘口瘢痕增生狭窄、肠麻痹及愈合延迟等并发症,手术的刺激越大,恢复其本身就不容易,这对患者的情志影响大,故结合病因病机,针对手术后全身气机失调,易气滞血瘀,拟宽肠下气、行郁和血以调整术后全身气血。因此,田老师自拟大肠肿瘤、息肉切除术后方宽利汤。

处方:枳壳30g,厚朴15g,陈皮15g,莱菔子20g,当归15g,三七10g,茜草15g。

本方具有宽肠下气、行郁和血之功效,主治大肠肿瘤、息肉切除术后出现的便秘、感染、肛门疼痛、出血、造瘘口瘢痕增生狭窄、肠麻痹及愈合延迟等并发症,该方剂在辽宁省肛肠医院作为院内协定方使用。

根据该病病因病机,针对手术后全身气机失调,气滞血瘀,易发生便秘、感染、肛门疼痛、出血、造瘘口瘢痕增生狭窄、肠麻痹及愈合延迟等并发症,故常用于肝郁情志不畅、脾虚湿滞、气滞血瘀之的大肠肿瘤、息肉切除术后患者。

方解：枳壳入脾、胃、大肠经，能破气除痞，善调胃肠严重气机失调，缓解腹胀腹痛，用于胃肠热结气滞，尚可用于脏器脱垂病症；厚朴入脾、胃、肺、大肠经，具有燥湿行气、宽中消积之功，行胃肠气滞而防大便秘结，为消除胀满的要药；陈皮入脾、肺经，行气、健脾燥湿，尤适用于脾胃气滞、脘腹胀痛者，与厚朴同用，增强行气燥湿除胀的功效；莱菔子入脾、胃、肺经，消食除胀，下气而除脘腹胀满，《本草纲目》言："消食，除胀，利大小便，止气痛。"上四味药同用，行脾胃之气的同时，通大肠之气滞，畅全身气机；当归入肝、心、脾经，因其甘温质润，为补血兼活血要药，用于术后血虚、血滞、血寒尤宜，另具有润肠之效，血虚肠燥便秘用之力当，《景岳全书·本草正》曰其为"诚血中之气药，亦血中之圣药也"；三七入肝、胃经，化瘀活血定痛，用于瘀滞疼痛，止血而不留瘀，化瘀而不伤正，是血证良药；茜草入肝经，功具凉血化瘀止血，通经络、通血脉，《日华子本草》云"肠风痔瘘，排脓，治疮疖"。全方行气和血药中配伍活血补血药，共奏宽肠下气、行郁和血功效。

（6）肛门湿疣术后（切除术、激光治疗）：祖国医学中称肛门湿疣为"臊瘊""瘙瘊""疣目"等，认为本病由于正气亏虚，腠理不固，感染秽浊之邪，湿热邪毒下注肛门，浊邪凝聚肛周肌肤而发病。治宜泻热解毒，消斑除湿。目前，多采用激光、冷冻等方法去除疣体，但术后创面愈合较慢且易复发、难根治。肛周尖锐湿疣由于肛门括约肌紧张摩擦、大便后创面易破损等原因导致治疗更为棘手，给患者带来极大的心理压力和痛苦。基于以上原因，田老师自拟方剂散利汤。

处方：苦参15g，大青叶30g，紫花地丁30g，赤芍15g，夏枯草15g，土茯苓50g，萆薢20g，水蛭3g，蝉蜕10g，蒺藜15g，黄柏20g。

本方主治肛门湿疣术后出现局部潮湿、瘙痒等症，妊娠患者禁用。该方剂已在辽宁省肛肠医院作为院内协定方使用。

本方为肛门湿疣初期术后应用方，适用于术后出现的局部潮湿、瘙痒，伴面色红赤，口苦心烦，尿黄便秘，舌红苔黄，脉滑等症。

方解：苦参入心、肝、胃、大肠、膀胱经，清热燥湿，杀虫利尿，清下焦湿热，其杀虫止痒之力强，兼可通利小便，使湿热从小便出，标本兼治。大青叶入心、肺、胃经，凉血解毒消斑之力专，善解瘟疫时毒，用于热毒温毒、痈肿，现代研究具有抗菌解热作用。紫花地丁入心、肝经，能清热解毒，消痈散结，用于痈肿疔疮，《本草纲目》云：主治"一切痈疽发背，疔肿瘰疬，无名肿毒恶疮。"赤芍入肝经，具有凉血散瘀止痛之效，善走血分，除血分郁热而凉血散瘀，《滇南本草》曰："泻脾火，降气，行血……攻痈疮，治疥癫。"土茯苓入胃经，解毒除湿，用于湿热疮毒。与上药共同清下焦湿热之邪而止痒痛。夏枯草入肝、胆经，辛以散结，苦以泻热，有良好的清肝散结的功效，可补养血脉。萆薢入肝、胃经，能祛风除湿，通络止痛。水蛭入肝经，咸苦而入血分，功善破血，力峻效宏，逐瘀消肿。蝉蜕入肝、肺经，能透疹

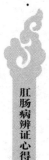

止痒,《本草纲目》云:"治头风眩晕……疗肿毒疮。"蒺藜入肝经,平肝疏肝,用于肝郁气滞,胸胁胀痛,主恶血,破癥积。黄柏入肾、膀胱、大肠经,苦寒沉降,燥湿泻火解毒,用于湿疹湿疮,《神农本草经》中言:"主五脏、肠胃中结热……阴伤蚀疮。"

上述药物体现"治风行血"的思想,且肝经走厥阴,凉血解毒,疏肝调气血,达到标本兼治目的。

(7)湿疣、湿疹、瘙痒症熏洗方:肛门瘙痒症是一种常见的局部瘙痒症。肛门部有时有轻微发痒,如瘙痒严重,经久不愈。它是一种常见的局限性神经功能障碍性皮肤病。一般只限于肛门周围,有的可蔓延到会阴、外阴或阴囊后方。多发生在20岁以上,多见于中年人。20岁以下的青年较少,很少发生于儿童,男比女多见,习惯安静和不常运动的人多发生这种瘙痒症。部分为全身性皮肤瘙痒病的局部症状,则多见于老年人。继发性瘙痒症有明显致病原因,容易治疗;自发性或原因不明的瘙痒症不易治愈,也常复发,约占全部患者的50%。治宜利湿解毒,祛风止痒。方用外利汤。

处方:大风子15g,木鳖子15g,白芷30g,明矾15g,地肤子50g,蛇床子30g。

本方主治湿疣、湿疹、瘙痒症,症见肛门周围皮肤瘙痒,时轻时重,有时刺痛或灼痛,有时如虫行蚁走,有时如蚊咬火烤,有时剧痒难忍,入夜更甚,令人坐卧不安。

田老师认为,其外因主要是感受风、湿、热邪以及虫毒骚扰等,故有"热盛则痛,热微则痒"之说,内因常为血虚风燥,肝肾不足、脏腑虚弱、湿热下注等,故云:"血虚生风,风盛则痒。"

1)感受外邪:风寒湿热之邪客于腠理,留滞于肌肤之间,结而不散,则发生痒疹。正如《诸病源候论》所云:"邪气客于皮肤,复逢风寒相折,则起风瘙疹。"

2)血虚生风:脏腑素虚,气血不足,或久病气血被耗,不能充养皮肤腠理,生风化燥则发痒,或由风邪乘虚侵袭,内外合邪所致。

3)肝经湿热下注:足厥阴肝经经脉,循阴毛,绕阴器,络筋脉,若肝经湿热,可循经下注,阻滞于肛门肌肤而发瘙痒。

4)血瘀生风:由于多种原因引起脏腑功能失调,瘀血阻络,久郁皮肤,留滞不散,经络瘀阻兼遇外感风毒而发。

5)虫毒骚扰:《诸病源候论》云"蛲虫犹是九虫内之一虫也,形甚细小,如今之蜗虫状。亦并因脏腑虚弱,而致发动,甚者则能痔、瘘、疥、癣、癫、痈、疽、病诸疮"。这里所说的癣,即肛门皮肤瘙痒。虫毒骚扰是引起肛门瘙痒症的重要原因之一。

方解:大风子味辛,性热,有毒,入肝、脾、肾经,祛风燥湿,攻毒杀虫,治麻风、疥癣、杨梅疮。《本草纲目》云："主风癣疥癞,杨梅诸疮,攻毒杀虫。"木鳖子入肝、脾、胃经。消肿散结,祛毒,治痈肿、疔疮瘰疬、痔疮、无名肿毒、癣疮、风湿痹痛,筋脉拘挛。白芷味辛,性温,归肺、脾、胃、大肠经,祛风解表,散寒止痛,除湿通窍,消肿排脓,《滇南本草》认为能"祛皮肤游走之风"。明矾味酸涩,性寒,归肺、脾、肝、大肠经,具有较强的收敛作用。中医认为,明矾具有解毒杀虫、燥湿止痒、止血止泻、清热消痰的功效。近年来的研究证实,明矾还具有抗菌、抗阴道滴虫等作用。地肤子味辛、苦,性寒,清热利湿,祛风止痒,用于小便涩痛、阴痒带下、风疹、湿疹、皮肤瘙痒,《本草原始》云："去皮肤中积热,除皮肤外湿痒。"蛇床子味辛、苦,性温,有小毒,归肾经,温肾壮阳、燥湿,祛风,杀虫,用于阳痿,宫冷,寒湿带下,湿痹腰痛;外治外阴湿疹,妇人阴痒,滴虫性阴道炎。

(8)术后尿潴留:由于全身麻醉或蛛网膜下腔麻醉后,排尿反射受抑制;切口疼痛引起膀胱和后尿道括约肌反射性痉挛;患者不习惯在床上排尿等,都是术后尿潴留的常见原因,尿潴留可引起患者尿路感染,应及时处理。田老师认为过食辛辣肥腻,酿湿生热,湿热不解,下注膀胱;或湿热素盛,肾热下移膀胱;或下阴不洁,湿热侵袭,膀胱湿热阻滞,致气化不利,小便不通,或尿量极少,肾主行水之力受气机影响。故除了稳定患者情绪,增加自行排尿的信心外,治宜行气利尿。田老师自拟方剂淋利汤以防治术后尿潴留的发生。

处方:石韦15g,萆薢20g,滑石20g,白花蛇舌草20g,穿心莲10g,木通6g,车前子20g,茯苓20g,灯芯草10g,竹叶10g。

适用于膀胱湿热型尿潴留,兼见尿黄灼热,口苦口黏,舌红,苔黄腻,脉数者。

方解:石韦归肺、膀胱经,具有利水通淋之功,是清热利尿通淋的常用药,因其又具有凉血止血作用,对肛肠术后血热出血尤宜,《神农本草经》云："主劳热邪气,五癃闭不通,利小便水道。"萆薢入肝、胃经,祛风除湿,利湿而分清泻浊。滑石入胃、膀胱经,利水收湿敛疮,清膀胱热结,通利水道,善于治疗癃闭,利小便。白花蛇舌草入胃、大肠、小肠经,本品甘寒,清热解毒,利湿。穿心莲入肺、胃、大肠、小肠经,凡湿热诸证均可使用,《泉州本草》云："清热解毒,消炎退肿。"木通入心、小肠、膀胱经,利尿,上清心火,下利湿热,本药不可不用,但又不能多用,多用则泻人元气。车前子入肾、肝、肺经,利尿,对湿热下注于膀胱而小便淋漓不通者尤宜,与滑石、木通常用。茯苓入心、脾、肾经,甘补淡渗利湿,健脾安神,作用平缓,安神解焦虑,但其主行水之功多。灯芯草入心、肺、小肠经,利尿通淋且清心除烦,使上部郁热下行,从小便而出。竹叶入心、胃、小肠经,甘寒入心,清热除烦,生津利尿,用于口疮心烦尿赤。

全方通过利膀胱之气机,而达到行气利尿的目的。

(9)术后粪便嵌塞:本病引起的原因较多,如胃肠燥热,热盛津枯;情志影响,气机郁滞;劳倦内伤,年老体衰,气血不足等。田老师认为术后粪便嵌塞,常见胃肠燥热,津液耗伤,大便不通,阻与肠道,气机不畅,不通则痛,且津液不能下润大肠,不荣则痛,且疼痛加重不敢排便,粪便嵌塞亦重,主张按照《伤寒论》的分类法,与便秘一样,分为阳结和阴结两类,自拟处方泻利汤,以防治术后粪便嵌塞。

处方:厚朴20g,枳壳30g,枳实15g,槟榔片20g,川大黄15g,芒硝10g,滑石20g,商陆10g。

(明·吴又可:缓则治病,急则顾命,老年慎泻,少年慎补。清·徐灵胎:虚邪之体,攻不可过;实邪之伤,攻不可缓。清·叶天士:新邪宜急散,宿邪宜缓攻)。

据上述病因病机,术后符合胃肠燥热、津液耗伤、气滞疼痛导致粪便嵌塞者,予泻利汤泻热通便,缓急止痛。妊娠患者禁用。

方解:厚朴入脾、胃、肺、大肠经,具有燥湿行气、宽中消积之功,行胃肠气滞而防大便秘结,为消除胀满的要药。枳壳、枳实,二者皆入脾、胃、大肠经,枳实长于破气除痞,枳壳长于行气宽中,二者同用,消积导滞之力更优。槟片入胃、大肠经,功善行胃肠之气,消积导滞,用于治疗腹胀便秘,《药性论》中:"宣利五脏六腑壅滞,破坚满气。"与枳实、厚朴,行胃肠之气,荡涤大便而缓急止痛。川大黄入脾、胃、大肠、肝、心经,对于较严重的嵌塞,有较强的荡涤胃肠积滞的作用,破癥瘕积聚,通利水谷,安五脏。芒硝入胃、大肠经,咸寒清热,软坚散结,逐六腑积聚,其性降泻,荡涤胃肠,故可通燥结。滑石入胃、膀胱经,利水收湿敛疮,清膀胱热结,通利水道,善于治疗癃闭,利小便。商陆入肺、肾、大肠经,苦寒性降,通利二便而排水湿,与槟榔片同用,增强泻下利水消肿的功效。

全方通过行胃肠之气,宣利五脏六腑之热,热去津复大便得通,疼痛得解,达到泻热通便、缓急止痛之效。

(10)创面愈合迟缓:西医学认为感染是最常见的原因,无论是外部感染,如外伤污染严重,还是内部感染,如细菌、病毒等引起的炎症均导致伤口愈合缓慢;异物存留如缝纫针头断裂未取出致存留,手术时缝线过于粗大,也可被当作异物,引起延迟愈合;手术过程中损伤严重,皮肤大面积挫伤,营养血管断裂,增加了组织修复的难度,伤口愈合延缓就在所难免;营养不良导致代谢紊乱,蛋白质、碳水化合物消耗过多,影响创口愈合所需的物质;糖尿病患者由于胰岛分泌调节功能不正常,糖原异生功能障碍,糖的利用率降低,组织的再生修复受累是伤口愈合迟缓的机制;术中组织破坏,解剖层次不清致缝合紊乱;手术后皮肤松弛,皮缘距离相对较远可使细胞爬行时间增长;年老体弱,器官功能衰退,新陈代谢减缓,细胞生长更替的能力下降;另外由于患者自身的敏感性过高,对于缝线过敏,局部可见线结头处红肿,但无脓性分泌物,或伴有瘙痒感。以上都是可能造成创面延迟愈合的原因。

术后创面愈合延迟,机体本身的正气恢复能力占重要作用,气血亏虚,失去温养,或脾胃虚弱,气血化生无源;外感风、寒、湿、热之邪,内伤情志,气滞血瘀都可能成为其原因,结合手术的出血、缝合的情况,以及创面的大小,临床常见气血亏虚或湿热下注导致创面愈合延迟,出现疼痛、流水流脓等并发症,在一定程度上增加患者心理负担,间接影响排便的正常与否。为此,治宜补气生血,除湿收敛。田老师自拟收利汤防治创面愈合延迟。

处方:党参20g,黄芪30g,苍术15g,山药15g,当归20g,白芍30g,五味子15g,何首乌15g,阿胶15g。

本方适用于正气未衰、湿邪下注、气血亏虚的术后患者,气血亏虚则无以濡养生肌,创面愈合延迟,创面流水,甚至流脓,疼痛,舌淡,苔白滑,脉细。本方具补气生血、除湿收敛作用,促进创面愈合。

方解:党参味甘、微酸,性平,归脾、肺经,补中益气,健脾益肺,用于脾肺虚弱,气短心悸,食少便溏,虚喘咳嗽,内热消渴,为临床常用的补气药。黄芪味甘,性微温,归肺、脾、肝、肾经,益气固表,敛汗固脱,托疮生肌,利水消肿,用于治疗气虚乏力,中气下陷,便血崩漏,痈疽难溃,久溃不敛,血虚萎黄,糖尿病等。苍术味辛、苦,性温,归脾、胃、肝经,燥湿健脾而收湿敛疮,用于脘腹胀满,泄泻,水肿。山药味甘,性平,无毒,入肺、脾、肾、胃经,健脾、厚肠胃、补肺、益肾,平补肺脾肾,补而不滞。当归味甘、辛,性温,归肝、心、脾经,活血消肿止痛,补血生肌,故亦为外科痈疽疮疡所常用。白芍味苦、酸,性微寒,归肝经,具有平抑肝阳、养血收阴之功效。五味子味酸、甘,性温,归肺、心、肾经,收敛固涩,益气生津,补肾宁心,最早列于《神农本草经》上品,在于滋补强壮之力。何首乌味苦、甘、涩,性微温,归肝、肾经,解毒,消痈,润肠通便,用于瘰疬疮痈,风疹瘙痒,肠燥便秘。阿胶味甘,性平,归肺、肝、肾经,补血,止血,滋阴润燥,用于血虚萎黄,眩晕,心悸等,为补血之佳品,常与熟地黄、当归、黄芪等补益气血药同用。

配伍:①党参与黄芪、山药等配伍应用适用于各种气虚不足者。②党参配当归治疗血虚萎黄及慢性出血疾患引起的气血两亏的病症。③党参配伍黄芪、五味子,用于肺气亏虚的咳嗽气促,语声低弱等。

加减:①脾肺气虚证。以补脾肺之气为主,治疗中气不足的体虚倦怠,食少便溏等症,可加补气健脾除湿的白术、茯苓等;对肺气亏虚的咳嗽气促,语声低弱等症,加黄芪、蛤蚧等品,以补益肺气,止咳定喘。②气血两虚证。治疗气虚不能生血,或血虚无以化气,而见面色苍白或萎黄,乏力,头晕。③气津两伤证。热伤气津之气短口渴,宜加麦冬、五味子等养阴生津之品。

(11)术后失眠焦虑症:失眠是指经常入睡时间不够或睡眠质量不高的一种疾病。轻者难以入睡,或睡中易醒,时寐时醒;重者整夜不眠。相当于西医的神经衰弱及许多慢性病中出现失眠者。

失眠治疗的诊断要点：经常入睡困难，或睡而易醒，醒后不能入睡，或时睡时醒或整夜不能入睡。

失眠治疗的辨证分析：失眠，多为情志所伤、劳逸失度、久病体虚、饮食不节等，引起阴阳失交、阳不入阴而形成。临床辨证需分清虚实，虚证多属阴血不足，责在心脾肝肾；实证多因肝郁化火，食滞痰浊，胃腑不和。治以补虚泻实、调整阴阳为原则。田老师自拟安利汤以防治术后焦虑失眠，其方治宜补心安神，活血散瘀。目前，该方是辽宁省肛肠医院作为院内协定方使用。

处方：炒酸枣仁 30g，龙骨 30g，牡蛎 30g，丹参 30g，红花 10g，珍珠母 15g，石菖蒲 15g，夜交藤 15g，琥珀 5g。

《难经·四十六难》曰："气血衰，肌肉不滑，荣卫之道涩，故昼日不能精，夜不得寐也。"病机本质上都是阴阳失交，阳不入阴。患者常见不易入睡，心悸健忘，多梦易醒，虚烦，舌暗，苔薄，脉细弦等。

方解：炒酸枣仁味甘，性平，入心、脾、肝、胆经，养肝血，宁心安神。《名医别录》云"手心烦不得眠……虚汗烦渴，补中，益肝气"。夜交藤味甘、微苦，性平，入心、脾、肾、肝经，养心安神，主治虚烦不得眠，多梦之证，尤宜于阴虚血少之失眠，其与炒酸枣仁调阴血而补心安神。龙骨味甘、涩，性平，入心、肝、肾、大肠经，能镇惊安神，敛汗固精，止血涩肠，生肌敛疮，治惊痫癫狂，怔忡健忘，失眠多梦，崩漏带下，泻痢脱肛，溃疡久不收口。牡蛎味咸，性微寒，归肝、胆、肾经，有收敛镇静、解毒镇痛的作用；龙骨、牡蛎二者相须为用，安神镇静作用增强。珍珠母味咸，性寒，归肝、心经，取其镇心安神作用，能滋肝阴，清肝火。石菖蒲味辛、苦，性温，辟秽开窍安神，宣气逐痰，《本草从新》云："辛苦而温，芳香而散。开心孔，利九窍。"琥珀味甘，性平，镇静安神，活血散瘀，用于心神不宁，心悸失眠，具有安五脏、定魂魄之功效。丹参味苦，性微寒，归心、肝经，活血调经，清心除烦，用于杂病血不养心，心火偏旺的心烦不眠，与炒酸枣仁相配伍使用。红花性温，味辛，活血通经，散瘀止痛。

全方加入两味活血药，丹参与红花，两者都有祛瘀的功效，补阴血而活血通经，通畅血脉，气血阴阳得调，最终心神得安。

加减：①肝郁化火，症见失眠，急躁易怒，目赤口苦，溺赤，大便结，舌红，苔黄，脉弦数；若胸胁胀闷，善太息者，加香附、郁金；若头痛，不寐欲狂，大便秘结者，加当归、芦荟。②痰热内扰，症见失眠头痛，痰多胸闷，恶食嗳气，心烦口苦，目眩，舌红，苔黄腻，脉滑数；若痰食阻滞者，可加山楂、莱菔子；若大便秘结者，加大黄。③心脾两虚，症见多梦易醒，心悸健忘，肢倦神疲，面色少华，舌质淡，苔薄白，脉细弱；血虚者，加熟地黄、芍药、阿胶；失眠较重者，加五味子、合欢皮、柏子仁;脘闷、纳呆、苔腻者,加半夏、陈皮、茯苓、厚朴。④心胆气虚,症见烦躁者,加牡丹皮、栀子;便秘者,加柏子仁。⑤心肾不交,心烦不寐,入睡困难,心悸多梦,伴头晕耳鸣,腰膝酸软,潮热盗汗,五心烦热,咽干少津,男子遗精,女子月经不调,舌红少苔,脉细数,可加熟地黄、山药、茯苓、牡丹皮、泽泻、山茱萸、黄连、黄芩、阿胶、白芍、鸡子黄、磁石。

(12)术后胃失和降(纳呆、满闷、气逆):阳明胃气以腑气通为顺,其受纳、腐熟水谷,借其下行之力,传送所化饮食达于小肠,以化乳糜;传送所余渣滓,达于大肠,出为大便。脾主升清,胃主降浊,胃气通降功能受阻则病,胃气不下行而转上逆,推其原因,或因性急多怒,肝胆气逆上干;或因肾虚不摄,冲中气逆上,而胃受肝胆冲气之排挤,其势不能下行,转随其排挤之力而上逆,故饮食入胃后不能传送下行,上则为胀满,下则为便结,不思饮食,胃脘胀满作痛,嗳气吞酸,呃逆呕吐等症状。为此田老师针对脾胃虚而不受纳腐熟,胃气上逆的病因病机,治宜补脾健胃,降逆止呕。自拟中利汤以防止术后纳呆、满闷、气逆等症,该方也已被辽宁省肛肠医院作为院内协定方使用。

处方:白术20g,苍术15g,鸡内金15g,陈皮15g,紫苏叶30g,藿香10g,草果仁15g,沉香10g。

术后脾胃虚寒,湿阻中焦,脾不升清、胃不降浊,受纳腐熟失司,胃气上逆而出现不思饮食,胃脘胀满作痛,嗳气吞酸,呃逆呕吐,便秘等症状。

方解:白术入脾、胃经,功用健脾益气,常用于脾虚食少,运化无力之腹胀,肢软神疲,《本草汇言》称其为消食去痞之要药也。苍术入脾、胃经,善燥脾湿,对湿阻中焦,脾失健运而致脘腹胀满,恶心少食等症最为适宜,《珍珠囊》曰"能健胃安脾,诸湿肿非此不能除";与白术合用,健脾胃助消水谷。鸡内金入脾、胃、小肠、膀胱经,有较强的消食健胃作用,用于饮食积滞,现代研究口服鸡内金粉之后,胃液的分泌量、酸度、消化力均增高。陈皮入脾、肺经,理气燥湿健脾,其温通之性,行气止痛,"逆气,利水谷"。紫苏叶入肺、脾经,为醒脾宽中,行气止呕的良药,兼见气滞胸闷,与陈皮、白术、苍术同用,行气健脾两不误。藿香入肺、脾、胃经,化湿止呕,治脾胃吐逆,为最要之药。草果仁入脾、肾经,燥湿散寒,用于寒湿中阻,呕吐泄泻等,消宿食,李杲云:"温脾胃,止呕吐。"沉香归脾、胃、肾经,温中降逆止呕,行气止痛,调中,《本草经疏》曰:"沉香治冷气、逆气、气郁、气结,殊为要药。"

本方偏于温燥,脾胃虚寒、湿阻中焦所致胃失和降者宜用之,效果佳。

(13)术后肛门流粪水:器质性损害导致最多见的原因是肛管直肠部手术,肛门松弛,收缩肛管时括约肌及肛管直肠环收缩不明显和完全消失,尤其是高位肛瘘手术破坏肛管直肠环和括约肌。此外,内痔、肛裂、直肠脱垂、直肠肿瘤等手术处理不当,或肛管部组织遭受外来暴力、药物注射、灼伤、冻伤等均可引起肛门失禁。但如果排除了器质性损伤，术后肛门流粪水为功能性紊乱者，田老师认为是体虚之人，术后中气虚而下陷，无力升举，且分清别浊功能失司，不能控制粪水，遂见粪水自流而不自知。故治宜补气升阳，收敛固涩。自拟升利汤治疗肛门术后流粪水，该方已成为辽宁省肛肠医院的院内协定方使用。

处方：黄芪 30g，升麻 15g，荜澄茄 15g，白术 15g，山药 15g，乌梅 15g，诃子 10g，补骨脂 15g，甘草 10g。

体虚之人，本已有脾胃气虚，术后中气虚陷，肛门流粪水。患者常见面色淡白，眩晕易汗，短气，倦怠，食少，便溏，腹部重坠，便意频数，小便淋漓等。

方解：黄芪入脾、肺经，补气升阳，兼补脾胃、肺之气，用于中气下陷诸证，收敛固涩，《珍珠囊》云"黄芪甘温纯阳……补诸虚不足，一也"。其又具补血之效，气血并补。升麻入肺、脾、胃、大肠经，为升阳举陷的要药，善引清阳之气上升，与黄芪相使，专治胸中大气下陷，固涩之力佳。荜澄茄入脾、胃、肾、膀胱经，温中行气止痛，《本草纲目》曰："暖脾胃，止呕吐哕逆。"白术入脾、胃经，功用健脾益气，扶植脾胃之气，与黄芪、升麻皆可升举清阳，培中举陷。山药入脾、肺、肾经，能补肺、脾、肾三脏，平补气阴，《本草纲目》曰："益肾气，健脾胃。"乌梅入肝、脾、肺、大肠经，酸涩收敛，涩肠止泻，对久泻者肛门流粪水者尤宜；与诃子相使，煨用更增强涩肠固脱之力。补骨脂入脾、肾经，补肾助阳，暖脾止泻，治先天之本，用于脾肾阳虚之泄泻及五劳七伤。甘草入心、肺、脾、胃经，有调补脾胃之功，在该方中随气药入气，益气补中，调和药性。

全方补益先天、后天，偏于补后天之脾胃，升阳举陷而达到收敛固涩的目的。

内科杂病验案妙方

时行感冒（流感）

处方：自拟清解汤。麻黄 15g，黄芩 15g，牛蒡子 20g，荆芥 15g，羌活 20g，独活 15g，葛根 30g，杏仁 10g，连翘 30g，柴胡 15g，野菊花 30g，生姜 3 片，甘草 15g。

水煎服，每日 1 剂，早晚分服，每次 100ml。

主症：恶寒发热，无汗身痛。

方解：麻黄味辛、微苦，性温，归肺、膀胱经，发汗散寒，宣肺平喘为君。连翘味苦，性微寒，入心、肺、小肠经，清热解毒，消肿散结，疏散风热，有"疮家圣药"之称；黄芩味苦，性寒，归肺、胆、脾、大肠、小肠经，清热燥湿，泻火解毒，上二者共用为臣。牛蒡子味辛、苦，性寒，归肺、胃经，疏散风热，清热解毒，宣肺利咽；荆芥味辛，性微苦，解表散风；羌活味辛、苦，性温，入膀胱、肾经，主治外感风寒，头痛无汗；独活味辛、苦，性微温，归肝、肾、膀胱经，祛风胜湿，散寒止痛，可用于少阴伏风头痛；葛根味甘、辛，性凉，解表退热，生津；柴胡味苦、辛，性微寒，归肝、胆经，具有疏肝利胆、疏气解郁、散火之功效；野菊花味苦、辛，性微寒，清热解毒，消肿。现代药理研究表明其对金黄色葡萄球菌、白喉杆菌、链球菌、绿脓杆菌、流感病毒等，均有抑制作用；上七味共用为佐。甘草调和诸药为使。另用生姜 3 片为引。全方共奏疏风透表、清热解毒之功。令风邪去，热毒解，外感愈。

案 疏风透表，清热解毒治时行感冒

段某，男，23 岁。2006 年 10 月 19 日来诊。初诊：昨天下午因受凉于今晨 6 点左右突发高热，头痛，全身酸痛，无汗，微恶寒，鼻塞，流浊涕，咽痛，舌红，苔薄黄，脉浮数。神志清，精神差，面红，体温 39.3℃，脉搏 90 次/min，呼吸 21 次/min，血压 120/80mmHg，咽部充血，双侧扁桃体 I 度肿大，双肺呼吸音稍粗，心率 90 次/min，心律齐，无杂音。血常规：白细胞 11.9×10^9/L，中性粒细胞 0.83；

胸片示:双肺纹理增粗。辨证:患者有外感病史,以高热、头痛、全身酸痛,无汗,微恶寒、鼻塞、流浊涕、咽痛等为临床表现,可诊为时行感冒。风热犯表,热郁肌腠,卫表失和,故见发热、全身酸痛、微恶寒;风热上扰则头痛;风热之邪熏蒸清道,肺气不宣,故见咽痛,鼻塞,流浊涕;舌红、苔薄黄、脉浮数为风热侵于肺卫之证。证属:风热侵袭肺卫之时行感冒(流感)。治宜疏风透表,清热解毒。方用自拟清解汤加减。

处方:麻黄15g,连翘30g,黄芩15g,牛蒡子20g,荆芥15g,羌活20g,独活15g,葛根30g,柴胡15g,野菊花30g,生姜3片,甘草15g。

3剂,水煎服,每日1剂,每日3次,每次100ml。

3日后复诊,诸证已去。

按:流感应同于中医之时行感冒,时行感冒之名出《类证治裁·伤风》曰:"时行感冒,寒热往来,伤风无汗,参苏饮、人参败毒散、神术散。"《诸病源候论·时气候》曰:"时行病者,是春时应暖而反寒,夏时应热而反冷,秋时应凉而反热,冬时应寒而反温,非其时而有其气,是以一岁之中,病无长少,率相似者,此则时行之气也。"西医学称之为流行性感冒,为感受时行病毒所引起的急性呼吸道传染性疾病,其全身症状明显,临床以突然恶寒、发热、头痛、全身酸痛为主要特征。一年四季均可发生,冬、春两季较为多见。起病急骤,传播迅速,传染性强,常可引起大流行。多与气候突变、寒温失常有关,如春季应暖而反寒,冬季应寒而反温等,非时之气夹时行病毒侵袭人体而致病。其次与人体的正气强弱有关,若起居不慎,寒温不调,过度劳累等,卫外功能减弱,易感受外邪而发病。

患者的症状与风热感冒的症状相似。但时行感冒患者较风热感冒患者的症状重,患者表现为突然畏寒、高热、怕冷、寒战、头痛剧烈、全身酸痛、疲乏无力、鼻塞、流涕、干咳、胸痛、恶心、食欲不振,婴幼儿或老年人可能并发肺炎或心力衰竭等症状。治疗应以疏风透表、清热解毒为主。如单用银翘解毒片、牛黄解毒片等药物治疗,疗效较差,选用此疏风解表、清热解毒之中药汤剂则可获速效。

咳　嗽

处方:自拟止嗽汤。炙百部15g,紫苏叶15g,桑叶20g,藿香15g,黄芩15g,桔梗20g,前胡15g,半夏15g,紫菀15g,连翘20g,枇杷叶15g,杏仁15g,陈皮

15g,甘草 10g。

水煎服,每日 1 剂,早晚分服,每次 100ml。

主症:外感后咳嗽,胸疼少痰。

方解:炙百部味甘、苦,性微温,归肺经,润肺下气止咳,用于新久咳嗽,肺痨咳嗽,百日咳,为君药。紫苏叶味辛,性微温,无毒,归脾、肺经,发表,散寒,理气,和营,治感冒风寒,恶寒发热,咳嗽,头痛无汗,气喘;桑叶味苦、甘,性寒,归肺、肝经,疏散风热,清肺,主治风热感冒,风温初起,发热头痛,汗出恶风,咳嗽胸痛,或肺燥干咳无痰,咽干口渴;二者共用为臣。藿香芳香化湿,和胃止呕,祛暑解表,主治湿阻中焦之脘腹痞闷,食欲不振;黄芩味苦,性寒,归肺、胆、脾、大肠、小肠经,清热燥湿,泻火解毒,可用于肺热咳嗽;桔梗归肺经,开宣肺气,祛痰排脓;前胡味苦、辛,性微寒,散风清热,降气化痰;半夏该品辛散温燥有毒,主入脾胃兼入肺,行水湿,降逆气,而善祛脾胃湿痰,水湿去则脾健,而痰涎自消,逆气降则胃和而痞满呕吐自止,故为燥湿化痰、降逆止呕、消痞散结之良药;紫菀润肺下气,消痰止咳;连翘味苦,性微寒,入心、肺、小肠经,清热解毒,消肿散结,疏散风热;枇杷叶味苦,性微寒,归肺、胃经,主治肺热咳嗽,气逆喘急,胃热呕吐,哕逆;杏仁味苦,性微温,有小毒,止咳平喘;陈皮味辛、苦,性温,入脾、胃、肺经,理气健脾,调中,燥湿,化痰;以上九味共用为佐。甘草调和诸药为使。诸味相配,共奏止嗽化痰、宣肺解表之功。

 宣肺疏风,止咳止痰治咳嗽

王某,女,50 岁。2009 年 10 月 20 日来诊。现病史:外感发热后咳嗽半月余,咽痒,胸疼少痰,胸闷憋气,呼吸不畅,纳差,神疲,舌淡,苔白,脉浮缓。辨证:有声无痰为咳,有痰无声为嗽,后世合称咳嗽。刘河间云:"咳谓无痰而有声,肺气伤而不清也;嗽是无声而有痰,脾湿动而为痰也;咳嗽谓有痰而有声,盖因伤于肺气、动于脾气,咳而为嗽也。"实际上,二者往往不能严格分开。综合其四诊所得,为外邪未尽,肺气不宣,治疗当以宣肺为主。证属:风寒袭肺之咳嗽。治宜宣肺疏风,止咳化痰。方用自拟止嗽汤加减。

处方:炙百部 15g,紫苏叶 15g,桑叶 20g,藿香 15g,黄芩 15g,桔梗 20g,前胡 15g,半夏 15g,紫菀 15g,连翘 20g,枇杷叶 15g,杏仁 15g,陈皮 15g,甘草 10g。

3 剂,水煎服,每日 1 剂,每日 3 次,每次 100ml。

二诊:药后咳减,咯少量白痰,呼吸顺畅,汗出,纳可,舌淡,苔白,脉细。

上方去紫苏叶、桑叶、藿香,加栝楼皮 15g。7 剂,水煎服,每日 1 剂,分 3 次服。

三诊:药后精神有增,偶咳,脉细,舌淡,苔白。继服 3 剂而愈。

按：咳嗽分外感、内伤两大类。外感多由风、寒、燥、热等邪侵入肺部所致,痰多稀薄、鼻塞、流涕、舌苔薄白者,属风寒,治宜疏风、散热、宣肺;燥邪犯肺,则干咳无痰、鼻燥、咽干、苔薄黄,治以清肺润燥为主。内伤多由痰湿、肝火及肺虚所致,痰湿见痰多白黏、胸闷、苔腻、脉滑,治宜健脾、燥湿、化痰;肝火犯肺可见气逆作咳、面红、胁痛、脉弦数,治宜清肺、平肝、降火;肺虚如咳嗽少痰或痰黏不易咯出、消瘦为阴虚,治宜滋阴、清火、润肺;如咳嗽无力、气短神倦、言语音低等为气虚,治以益气、培脾、补肺为主。本方温润和平,不寒不热,既无攻击过当之虞,大有启门驱贼之势,是以客邪易散,肺气安宁,宜其投之有效软。

咽　痛

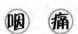

处方:自拟利咽汤。生地黄 20g,玄参 15g,射干 15g,板蓝根 20g,薄荷叶 15g,连翘 30g,天冬 15g,麦冬 15g。

水煎服,每日 1 剂,每日 3 次,每次 100ml。

主症:咽喉肿痛,声音嘶哑,少阴咽痛。

方解:生地黄味甘,性寒,归心、肝、肾经,具有清热凉血功效,用于津伤口渴、内热消渴,为君药。玄参味甘、苦、咸,性微寒,归肺、胃、肾经,清热凉血,泻火解毒,滋阴;麦冬味甘、微苦,性微寒,归心、肺、胃经,养阴生津,润肺清心;二者共用为臣。射干味苦,性寒,微毒,清热解毒,散结消炎,消肿止痛,止咳化痰;板蓝根味苦,性寒,无毒,归肝、胃经,清热、解毒、凉血、利咽;薄荷叶味辛,性凉,归肺、肝经,清香升散,疏风散热,利咽喉;连翘味苦,性微寒,入心、肺、小肠经,清热解毒,消肿散结;天冬味甘、苦,性寒,能养阴生津,润肺;上五味共用为使。

本方为增液汤基础上演变而成,诸药共用加强了养阴增液之功,而且又增加了清热解毒、凉血利咽、消肿止痛之效。

 滋阴增液治咽痛

李某,女,48 岁。主诉:咳嗽咽痛 1 周。现病史:患者咽痛 1 周,咳嗽,痰中带血丝,声音嘶哑,几近无声,口干渴。曾服用大量苦寒药,咽痛反重。舌干红,脉沉而无力。便秘。辨证:咽喉不利,或痛或痒,不可纳食,皆毒气上冲所致。《伤寒论》曰:"太阳病,下之……脉紧者,必咽痛。"以太阳之邪搏于少阴也,少阴之脉循喉咙,夹舌本。舌干红,脉沉而无力,便秘,均为阴虚液亏之征象,津液亏乏,不能上承,则口渴;舌干红,脉细数为阴虚内热之象;加之服用大量苦寒之品,复又重伤阴液。脉沉而无力者,主里主虚之候。证属:阴液亏虚之咽痛。治宜滋阴增液。方用自拟利咽汤加减。

处方:生地黄20g,玄参15g,射干15g,板蓝根20g,薄荷叶15g,连翘30g,天冬15g,麦冬15g。

5剂,水煎服,每日1剂,每日3次,每次100ml。

二诊:咽痛减轻,仍咳嗽。上方加炙百部15g,紫菀15g。3剂。

三诊:已无咳嗽,咽痛较前明显减轻。上方去板蓝根、薄荷叶,连翘改为15g。继服3剂而愈。

按:本方为增液汤加味演变而成。增液汤方中重用玄参,苦咸而凉,滋阴润燥,壮水制火,启肾水以滋肠燥,为君药。生地黄甘苦而寒,清热养阴,壮水生津,以增玄参滋阴润燥之力;肺与大肠相表里,故用甘寒之麦冬,滋养肺胃阴津以润肠燥,共为臣药。三药合用,养阴增液,以补药之体为泻药之用,使肠燥得润、大便得下,故名之曰"增液汤"。咸寒苦甘同用,增液有余,攻下不足,是为津液少,而燥结不甚者而设,为治疗津亏肠燥所致大便秘结之常用方,又是治疗多种内伤阴虚液亏病症的基础方。临床应用以便秘、口渴、舌干红、脉细数或沉而无力为辨证要点。本案在此基础上又共用射干、板蓝根、薄荷叶、连翘、天冬等,加强养阴增液之功,且又具备清热解毒、凉血利咽、消肿止痛之效,故可获良效。

哮喘(支气管哮喘)

处方:自拟平喘汤。半夏10g,杏仁10g,前胡15g,延胡索15g,射干10g,陈皮15g,紫菀15g,枇杷叶15g,桔梗15g,茯苓30g,厚朴10g,地龙20g,山茱萸20g。

水煎服,每日1剂,每日3次,每次100ml。

主症:痰浊阻肺,咳嗽(支气管哮喘)。

方解:半夏味辛,性温,有毒,归脾、胃、肺经,燥湿化痰,降逆止呕,消痞散结,为君药。杏仁味苦,性微温,有小毒,止咳平喘;前胡味苦、辛,性微寒,散风清热,降气化痰,用于风热咳嗽痰多,痰热喘满,咯痰黄稠等;二者共用为臣药。延胡

内科杂病验案妙方

索,性温,味辛、苦,入心、脾、肝、肺经,是活血化瘀、行气止痛之妙品,尤以止痛之功效而著称于世。李时珍在《本草纲目》中归纳延胡索有"活血利气,止痛,通小便"四大功效,并推崇延胡索"能行血中气滞,气中血滞,故专治一身上下诸痛";射干味苦,性寒,有毒,入肺、肝经,具有解毒利咽、清热化痰、散热消结的作用;陈皮又称橘皮,味辛、苦,性温,入脾、胃、肺经,理气健脾,调中,燥湿,化痰,善于燥湿化痰,为治湿痰壅肺、痰多咳嗽的常用要药,《本草纲目》云:"橘皮,苦能泄能燥,辛能散,温能和。其治百病,总是取其理气燥湿之功。同补药则补,同泻药则泻,同升药则升,同降药则降。脾乃元气之母,肺乃摄气之籥,故橘皮为二经气分之药,但随所配而补泻升降也。"紫菀味苦、甘,性微温,归肺经,润肺下气,消痰止咳,主治痰多喘咳,新久咳嗽,劳嗽咳血;枇杷叶能清肺止咳,降逆止呕,用于肺热咳嗽,气逆喘急;桔梗归肺经,宣肺,祛痰,利咽,排脓,利五脏,补气血,补五劳,养气,可用于咳嗽痰多、咽喉肿;茯苓味甘、淡,性平,能利水渗湿,益脾和胃。现代医学研究:茯苓能增强机体免疫功能。古人称茯苓为"四时神药",因为它功效非常广泛,不分四季,将它与各种药物配伍,不管寒、温、风、湿诸疾,都能发挥其独特功效;厚朴味苦、辛,性温,归脾、胃、大肠经,行气消积,燥湿除满,降逆平喘;地龙味咸,性寒,通络,平喘,可用于肺热喘咳;山茱萸味酸、涩,性微温,归肝、肾经,补益肝肾;以上十味共用为佐药。诸药共用以达化痰止咳、降逆平喘之功。

案 宣肺利气,化痰止咳,降逆平喘治哮喘

常某,女,24岁。2009年1月12日来诊。主诉:反复哮喘、咳嗽3年,再发加重5天。现病史:患者自3年前冬受风寒后,常发作哮喘、咳嗽,5天前再次发作加重,遂来诊,症见:哮喘咳嗽,端坐抬肩,不能平卧,喉中痰鸣,哮喘多由一阵咳嗽后加重,自感胸闷憋气,呼气易而吸气难,声音嘶哑,咳嗽吐白泡沫痰,鼻塞流清涕,喷嚏,纳差,厌食油腻,舌苔薄黄,脉滑数,两肺满哮鸣音。辨证:患者症见哮喘咳嗽,端坐抬肩,不能平卧,喉中痰鸣,且有痰饮伏肺之病史,加之舌脉之象,当属中医之哮喘证。宿痰内伏肺系,常因感受外邪或饮食不当而诱发。发作期当攻邪治标、利气祛痰为主。证属:痰饮伏肺之哮喘。治宜宣肺利气,化痰止咳,降逆平喘。方用自拟平喘汤加减。

处方:半夏10g,杏仁10g,前胡15g,延胡索15g,射干10g,陈皮15g,紫菀15g,枇杷叶15g,桔梗15g,茯苓30g,厚朴10g,地龙20g。

3剂,水煎服,每日1剂,每日3次,每次100ml。

1月15日二诊:上药服3剂,哮喘平,声音嘶哑渐轻。仍感胸闷气憋,咳吐白痰。上方去厚朴,加桑白皮10g,栝楼15g,山茱萸20g。继服3剂。

1月18日三诊:上药服3剂,喘平。膳食调养。

按:哮证是以发作性的痰鸣气喘,发作时喉中哮鸣有声,呼吸困难为特征的病症,主要病因是宿痰内伏肺系,常因感受外邪或饮食不当而诱发。哮喘之名见于宋代王执中《针灸资生经》。元代朱丹溪认为哮证"专主于痰",并提出未发以扶正为主,既发以攻邪为急的治疗原则。《医学正传》指出"哮以声响言,喘以气息言",对哮与喘作了明确的鉴别。《景岳全书》对哮病的治疗从朱丹溪之说,并指出:"扶正气者,须辨阴阳,阴虚者补其阴,阳虚者补其阳。攻邪气者,须分微甚,或散其风,或温其寒,或清其痰火。然发久者气无不虚,故于消散中宜酌加温补,或于温补中宜量加消散。"清代《证治汇补》把本病的病机精辟地归纳为"内有壅塞之气,外有非时之感,膈有胶固之痰"。后世医家鉴于哮必兼喘,故一般通称哮喘。西医的支气管哮喘和喘息型支气管炎以及其他原因引起的哮喘,均可参考此病辨证施治。病因以痰为主,因肺脾肾功能失常,津液凝聚而成,痰伏藏于肺,复加外邪侵袭、饮食不当、情志失调、劳累过度等多种诱因而引起发作。治疗当根据"发时治标,平时治本"的原则,发时攻邪治标、利气祛痰为主,寒痰宜温化宣肺,热痰宜清化肃肺;平时应扶正固本,偏阳虚者应予温补,偏阴虚者,则应滋养,分别采用补肺、健脾、益肾等法;如发时正虚邪实、寒热错杂者,又当兼顾之。

心悸(心律不齐、早搏)

处方:自拟安神定志汤。丹参30g,当归15g,川芎15g,泽兰15g,莲子20g,石菖蒲15g,远志15g,桂枝15g,麦冬15g,酸枣仁20g,龙骨30g,牡蛎30g,磁石30g,黄精30g,五味子15g。

水煎服,每日1剂,早晚分服,每次100ml。

主症:心悸,气短,心烦胸闷。

方解:丹参味苦,性微温,入心、肝经,凉血活血,清心除烦,养血安神,《滇南本草》认为能补心定志,安神宁心,治健忘怔忡,惊悸不寐,为君药。当归味甘、辛、苦,性温,归肝、心、脾经,补血,活血,主治血虚诸证;川芎味辛,性温,归肝、胆、心包经,活血行气,祛风止痛,可用于安抚神经,正头风头痛;二者共用为臣药。泽兰味苦、辛,性微温,活血化瘀;莲子鲜者味甘、涩,性平,无毒;干者味甘、涩,性温,无毒,入脾、肾、心经,清心醒脾,养心安神,健脾补胃,滋补元气,主治心烦失眠等;石菖蒲入心经,开心窍,益心智,安心神;远志主入心、肾经,既能开心

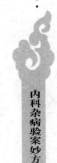

内科杂病验案妙方

气而宁心安神,又能通肾气而强志不忘,为交通心肾、安定神志之佳品,故多用治心肾不交之心神不宁,惊悸不安,失眠健忘等症。桂枝味辛、甘,性温,归心、肺、膀胱经,温经通脉,助阳化气;麦冬味苦,性寒,入肺、胃、心经,养阴生津,润肺清心,《本草汇言》云:"麦门冬,清心润肺之药也。主心气不足,惊悸怔忡,健忘恍惚,精神失守……此皆心肺肾脾,元虚火郁之证也。"酸枣仁养肝,宁心,安神敛汗,可治虚烦不眠,惊悸怔忡;龙骨味甘、涩,性平,入心、肝、肾、大肠经,重镇安神,镇惊安神,可用于怔忡健忘,失眠多梦。《名医别录》云:"疗心腹烦满……夜卧自惊,恚怒……养精神,定魂魄,安五脏。"牡蛎味咸,性微寒,归肝、胆、肾经,为平肝息风药,养阴药,有收敛、镇静的作用;龙骨与牡蛎,二者功能相似,常用须为用,以治惊悸狂躁,心烦不眠等症。磁石味辛、咸,性平,无毒,归肾、肝、肺经,能平肝潜阳,安神镇惊,可用于心神不安,惊悸,失眠;黄精味甘,性平,归肺、脾、肾经,滋肾润肺,补脾益气;五味子能敛肺,滋肾,生津,收汗,涩精;上十二味共用为佐药。

本方为天王补心丹合酸枣仁汤加减演变而成。诸药同用,共奏清心养血、安神定志之功。

 补血养血,安神定志治心悸

李某,男,28岁。主诉:阵发性心慌半年余,加重10天。患者近半年来因工作劳累,经常熬夜,出现阵发性心慌,发作时自觉心跳剧烈,不能自主,休息后可有好转,劳累及生气等情绪诱因作用下仍会再发,未经治疗。近10天来心慌较前明显加重,稍有劳累或情绪波动便有发作,且休息后不易缓解,伴有胸闷,气短,乏力。发病来,患者精神差,纳可,眠差,舌质淡,苔黄,脉细数。心电图:窦性心律,偶有室早。心脏彩超:二、三尖瓣少量反流。辨证:患者长期工作劳累,体质不强,心气怯弱,心血不足,劳伤心脾,心神不能自主,发为心悸;综合其舌脉之象,当属心血虚之心悸。证属:心血不足之心悸。治宜补血养心,安神定志。方用自拟安神定志汤加减。

处方:丹参30g,当归15g,川芎15g,柏子仁15g,石菖蒲15g,远志15g,麦冬15g,天冬15g,酸枣仁20g,龙骨30g,牡蛎30g,黄精30g,五味子15g。

5剂,水煎服,每日1剂,每日3次,每次100ml。

二诊:心慌症状较前减轻,仍有气短,乏力。上方加党参15g。继服10剂。并嘱患者调整心态,注意休息。遂愈。

按:心悸指患者自觉心中悸动,甚至不能自主的一类症状。发生时,患者自觉心跳快而强,并伴有心前区不适感,属祖国医学"惊悸"和"怔忡"的范畴。本病症可见于多种疾病过程中,多与失眠、健忘、眩晕、耳鸣等并存,凡各种原因引起心脏搏动频率、节律发生异常，均可导致心悸。本病的发生常与平素体质虚弱、情志所伤、劳倦、汗出受邪等有关。平素体质不强，心气怯弱，或久病心血不足，或忧思过度，劳伤心脾，使心神不能自主，发为心悸；或肾阴亏虚，水火不济，虚火妄动，上扰心神而致病；或脾肾阳虚，不能蒸化水液，停聚为饮，上犯于心，心阳被遏，心脉痹阻，而发该病。本案为心血不足所致，故用养心安神定志之品可获良效。

胸痹（冠心病、心绞痛）

处方：自拟理气宣痹汤。栝楼 30g，薤白 10g，半夏 10g，川芎 10g，丹参 20g，赤芍 15g，降香 10g，郁金 15g，牛膝 20g，紫苏梗 15g，当归 15g，延胡索 15g，川楝子 15g，佛手 15g。

水煎服，每日 1 剂，早晚分服，每次 100ml。

主症：心前区闷痛，气短乏力。

方解：栝楼味甘、苦，性寒，入肺、胃、大肠经，润肺，化痰，散结，可治胸痹，结胸，《名医别录》"主胸痹"，为君药。薤白味辛、苦，性温，归肺、心、胃、大肠经，通阳散结，行气导滞，可治胸痹心痛彻背，胸脘痞闷。半夏味辛，性温，有毒，归脾、胃、肺经，燥湿化痰，降逆止呕，消痞散结；二者共用为臣药。丹参味苦，性微温，入心、肝经，凉血活血，祛瘀止痛，清心除烦，养血安神，《滇南本草》认为补心定志，安神宁心，治健忘怔忡，惊悸不寐；川芎味辛，性温，归肝、胆、心包经，活血行气，祛风止痛；赤芍味苦，性微寒，归肝经，具有清热凉血、散瘀止痛的功能；降香味辛，性温，归肝、脾经，行气活血，止痛，止血。现代药理研究：降香挥发油及其芳香水有抗血栓作用，黄檀素有微弱的抗凝作用，能显著增加冠状动脉流量，减慢心率，轻度增加心跳振幅，不引起心律不齐。降香乙醇提取物有抗惊厥、镇痛作用。郁金味辛、苦，性寒，归肝、心、肺经，活血止痛，行气解郁，清心凉血，利胆退黄；牛膝味苦、酸，性平，归肝、肾经，补肝肾，强筋骨，活血通经，引火（血）下行；紫苏梗味辛，性温，归肺、脾经，理气宽中，止痛；当归味甘、辛、苦，性温，归肝、心、脾经，补血，活血，调经止痛，可用于血虚诸证，癥瘕结聚；延胡索味辛、苦，性温，入心、脾、肝、肺经，是活血化瘀、行气止痛之妙品，尤以止痛之功效而著称于世。李时珍在《本草纲目》中归纳延胡索有"活血利气，止痛，通小便"四大功效，并推崇延胡索"能行血中气滞,气中血滞,故专治一身上下诸痛";川楝子苦寒沉降,主要入肝经,疏泄肝热,行气止痛,治气郁而有热之证尤宜。佛手味辛、苦、酸,性温,归肝、脾、肺经,疏肝理气,和胃止痛;上十一味共用为佐药。

本方为栝楼薤白半夏汤演变而成。诸药共用,共奏开胸散结、理气止痛之功。

通阳祛痰,活血行气,补益心脾治胸痹

张某,男,36岁。2009年11月2日初诊。主诉:胸闷气短3个月。现病史:患者于3个月前因工作劳累,常感胸闷、胸痛、心慌,尤以劳累后为甚,常感疲劳,精神差,夜寐欠安,多梦,唇色发绀,舌质暗红,苔白微腻,脉弦细。查心电图示:心肌缺血。辨证:患者因长期劳累致使心脾两虚。脾虚生痰,痰浊瘀阻致心脉不通,不通则痛;心阳虚则胸阳不振,气血瘀滞。当归属中医之胸痹。证属:痰浊闭阻之胸痹。治宜通阳祛痰,活血行气,补益心脾。方用自拟理气宣痹汤加减。

处方:栝楼30g,薤白10g,半夏10g,川芎10g,丹参20g,赤芍15g,降香10g,郁金15g,牛膝20g,紫苏梗15g,当归15g,延胡索15g,川楝子15g,佛手15g。

7剂,水煎服,每日1剂,早晚分服,每次100ml。

二诊:患者述胸闷、胸痛好转,但劳累后仍感心慌,精神好转,睡眠改善,仍多梦,唇发绀,舌暗红,苔薄黄,脉弦细。故仍按上法,酌加活血化瘀之品,桃仁10g,红花10g。继服7剂。

三诊:患者述胸闷感消失,精神佳,劳累时偶有心慌,夜寐可,舌淡红,苔薄黄,脉细,故仍遵二诊方继服14剂。复查心电图示:①窦性心律。②心电轴正常。

按:胸痹包括西医冠心病心绞痛、心肌缺血等疾病,首见于中医经典《黄帝内经》。《灵枢·本脏》云:"肺大则多饮,善病胸痹、喉痹、逆气。"将饮邪痹阻胸中作为胸痹的主要病机,以胸部憋闷、疼痛,甚则胸痛彻背,短气,喘息不得卧等为主要表现的病症。多因素体阳虚,感受寒邪,寒凝心脉;或忧思恼怒,肝郁气滞,瘀血内阻;或饮食失节,损伤脾胃,聚湿生痰,闭阻心脉;或劳倦伤脾,生化无源,气血不足,心失所养;或久病不愈,房劳伤肾,进而损及心之阴阳等引起。总属本虚标实之证,其本虚言阴阳气血的亏虚,标实以阴寒、痰浊、血瘀交互为患。故治疗当以宣痹通阳,祛痰逐瘀立法。方中栝楼、半夏、薤白宽胸祛浊,宣通胸阳;川芎、丹参、赤芍、降香、郁金、牛膝、紫苏梗、当归、延胡索、川楝子、佛手活血化瘀、行气止痛。全方共奏宣通心阳、化瘀祛痰、补益心脾之效。

眩晕（高血脂、高胆固醇、动脉硬化）

处方：自拟化痰止眩汤。茯苓 20g，桂枝 10g，白术 15g，炙甘草 10g，荷叶 15g，葛根 20g，钩藤 15g，磁石 25g，半夏 10g，生龙骨 30g，生牡蛎 30g，生代赭石 15g，水蛭 5g，山楂 15g，决明子 15g，鸡内金 15g，三棱 15g，莪术 15g。

水煎服，每日 1 剂，早晚分服，每次 100ml。

主症：眩晕，头重颈强，乏力，恶心欲呕。

方解：茯苓味甘、淡，性平，归心、肺、脾、肾经，渗湿利水，健脾和胃，宁心安神，主治水肿胀满，痰饮咳逆，呕吐，脾虚食少，泄泻，心悸不安，失眠健忘等。《神农本草经》曰："主胸胁逆气。忧恚，惊邪，恐悸。"《名医别录》云："止消渴……膈中痰水。"为君药。桂枝性味辛、甘，入肝、肾、脾经，可用于痰饮等；白术味苦、甘，性温，归脾、胃经，健脾益气，燥湿利水，可用于脾虚食少，痰饮眩悸；二者共用为臣药。荷叶味苦，性平，归肝、脾、胃经，升发清阳，散瘀止血，可主头痛眩晕；葛根味甘、辛，性凉，归脾、胃经，升阳止泻；钩藤味甘、苦，性微寒，归心、肝经，清热平肝，息风止痉；磁石味辛、咸，性平，无毒，归肾、肝、肺经，平肝潜阳，安神镇惊，可主眩晕；半夏味辛，性温，有毒，归脾、胃、肺经，燥湿化痰，和中健胃，降逆止呕，消痞散结；生龙骨味甘、涩，性平，入心、肝、肾、大肠经，重镇安神；生牡蛎味咸，性微寒，归肝、胆、肾经，是平肝息风药，养阴药，有收敛、镇静作用；生龙骨与生牡蛎，二者功能相似，相须为用，以治阳亢眩晕；生代赭石味苦、甘，性平，入肝、胃、心包经，平肝镇逆；水蛭味咸、苦，性平，有毒，入肝、膀胱经，能破血逐瘀，通经消癥瘕；山楂味酸、甘，性微温，无毒，归脾、胃、肝经，有消食化积、活血散瘀的功效；决明子味苦、甘而性凉，归肝、肾、大肠经，具有清肝火等功效，可用于头痛眩晕；鸡内金味甘，性寒，归脾、胃、小肠、膀胱经，有较强的消食化积作用，并能健运脾胃；三棱、莪术常相须为用，祛瘀通经，破血消癥，行气消积；上十四味共用为佐药。炙甘草调和诸药为使。

 燥湿祛痰，健脾和胃治眩晕

田某，女，61 岁。主诉：眩晕半年。现病史：患者半年前无诱因出现眩晕症状，同时伴恶心欲呕，乏力，头疼，心悸，颈部不适。于外院做各项检查，示高脂血症,余未见明显异常。先后住院 2 次,按脑供血不足治疗,无效,遂来我处求治。症见:眩晕,头重如蒙,视物旋转,胸闷作恶,呕吐痰涎,食少多寐,舌质淡,苔白腻,脉弦滑,形体肥胖。辨证:患者平素饮食不节,嗜食肥甘厚腻之品,饥饱劳倦,伤于脾胃,健运失司,以致水谷不化精微,聚湿生痰,痰湿中阻,浊阴不降,上蒙清窍,引起眩晕。舌质淡,苔白腻,脉弦滑,形体肥胖等均为痰浊内阻之征象。证属:痰浊上蒙之眩晕。治宜燥湿祛痰,健脾和胃。方用自拟化痰止眩汤加减。

处方:茯苓 20g,桂枝 10g,白术 15g,炙甘草 10g,荷叶 15g,葛根 20g,半夏 10g,水蛭 5g,山楂 15g,鸡内金 15g,三棱 15g,莪术 15g。

7 剂,水煎服,每日 1 剂,早晚分服,每次 100ml。

二诊:服药 7 剂,所有症状大减,继服 7 剂,症状全部消失。

按:眩晕是由于情志内伤、饮食内伤、体虚久病、失血劳倦及外伤、手术等病因,引起风、火、痰、瘀上扰清窍,或精亏血少,清窍失养为基本病机,以头晕、眼花为主要临床表现的一类病症。眩即眼花,晕是头晕,两者常同时并见,故统称为"眩晕",其轻者闭目可止,重者如坐车船,旋转不定,不能站立,或伴有恶心,呕吐,汗出,面色苍白等症状。"无痰不做眩",方中诸药共用,使气机升降有序而清升浊降,清窍得清,从而痰浊化,眩晕停。久病多瘀,停痰阻碍血行,故选水蛭、三棱、莪术等破血行气消瘀。若日久痰瘀化火,肝阳上亢,上扰清窍,可酌加生龙骨、生牡蛎、磁石、生代赭石等重镇降逆、平肝潜阳之品,往往可获良效。

头痛(神经性、血管性头痛)

处方:自拟头痛 1 号方。川芎 15g,藁本 15g,白芷 15g,蔓荆子 15g,白芥子 10g,当归 15g,菊花 15g,葛根 20g,钩藤 15g,细辛 5g(成人)。

水煎服,每日 1 剂,早晚分服,每次 100ml。

主症:头疼,颈强。

方解:川芎味辛,性温,归肝、胆、心经,能辛温香燥,走而不守,既能行散,上行可达巅顶;又入血分,下行可达血海。活血祛瘀作用广泛,适宜瘀血阻滞各种病症;祛风止痛,效用甚佳,可治头风头痛、风湿痹痛等症。昔人谓川芎为血中之气药,殆言其寓辛散、解郁、通达、止痛等功能,为君药。藁本味辛,性温,归膀胱经,祛风、散寒、除湿、止痛;辛温香燥,性味俱升,药势雄壮,善达巅顶,以发散太阳经风寒湿,可用于风寒感冒,巅顶疼痛;白芷味辛,性温,入肺、脾、胃经,为阳明经引经药,祛风除湿,通窍止痛,可用于感冒头痛,眉棱骨痛;二者共用为臣药。蔓荆子味辛、苦,性微寒,归肺、膀胱、肝经,轻浮升散,疏散风热,清利头目,可用于外感头痛,偏正头风等;白芥子味辛,性温,入手太阴经,温肺豁痰利气,散结通络止痛;当归味甘、辛、苦,性温,归肝、心、脾经,补血,活血,调经止痛;菊花味甘、苦,性微寒,归肺、肝经,散风清热,平肝明目,可用于风热感冒,头痛眩晕;葛根味甘、辛,性凉,归脾、胃经,解肌退热,升阳止泻,可用于外感发热头痛、项背强痛;钩藤味甘,性凉,入肝、心经,清热平肝,息风定惊;细辛味辛,性温,祛风,散寒,行水,开窍,既能外散风寒,又能内祛阴寒,同时止痛功效较佳,可用治风冷头痛;上七味共用为佐药。

案 疏风散寒,活血通络治头痛

袁某,女,42 岁。2010 年 3 月 15 日初诊。主诉:间断性头痛 10 余年。现病史:头痛 10 余年,经常发作,痛时连及目珠作胀,发作时常服止痛片可缓解,遇天气及情绪变化时加重。患者自诉每日上午时头痛加重,尤其在前额部及眉棱骨处疼痛较甚。舌质暗,苔白,脉弦滑。辨证:中医认为头为诸阳之会,风寒外袭,循太阳经上犯巅顶,清阳之气被遏,头痛乃作;久病入络,瘀血内停,络脉不畅,故头痛经久不愈。证属:寒凝血瘀之头痛。治宜疏风散寒,活血通络。方用自拟头痛 1 号方加减。

处方:川芎 15g,藁本 15g,白芷 15g,蔓荆子 15g,防风 6g,当归 15g,丹参 15g,菊花 15g,葛根 20g,钩藤 15g,细辛 3g,炙甘草 6g。

3 剂,水煎服,每日 1 剂,早晚分服,每次 100ml。

二诊:服 3 剂,痛止,6 剂而愈,后未再复发。

按:头痛是多种疾病早期出现的症状之一,如颅内、五官、心血管疾患及各种急性感染病等。中医认为,不论六腑清阳之气,还是五脏阴经之血,皆朝会于高巅,故称"头为诸阳之会,清阳之府"。脑为髓海,卒不受邪,不论六淫外侵、七情内伤、脏腑虚损或经络郁塞等,皆可引起头痛。所以对"头痛"一症,往往与全身脏腑、气血、阴阳的盛衰有关。应详细询问病史,结合四诊,细心辨证,不可粗疏。尤其对病因不明的头痛,更要辅助各种检查,达到明辨病因,后依症论治。

厥阴头痛

处方：自拟头痛2号方。吴茱萸10g，藁本10g，太子参15g，红枣7枚，生姜3片。

水煎服，每日1剂，早晚分服，每次100ml。

主症：头痛伴四肢厥逆，恶心呕吐。

方解：本方为吴茱萸汤演变而成。吴茱萸味辛苦，性温，归肝、胃经，有散热止痛、降逆止呕之功，用于治疗肝胃虚寒、阴浊上逆所致的头痛或胃脘疼痛等症，为君药。藁本味辛，性温，归膀胱经，祛风、散寒、除湿、止痛，辛温香燥，性味俱升，药势雄壮，善达巅顶，以发散太阳经风寒湿邪见长，故用治太阳风寒，循经上犯，症见头痛、鼻塞、巅顶痛甚者，常与羌活、苍术、川芎等祛风止痛药同用，如神术散，为臣药。太子参味甘、微苦，性平，归脾、肺经，体润性和、补气生津，为佐药。红枣、生姜入药为引。

 温中补虚，降逆止呕治厥阴头痛

王某，女，38岁。2012年9月5日初诊。主诉：头痛1天。现病史：患者于昨晚无明显诱因突发巅顶作痛，继而胸脘不适，干呕频作，口吐涎沫，肢冷欠温，乏力。今来诊见患者形体偏瘦，面色欠红润，表情淡倦。舌质淡，苔白滑，脉细迟。辨证：根据部位和兼症的不同，头痛可分为太阳头痛、阳明头痛、少阳头痛、少阴头痛、厥阴头痛、太阴头痛等。本方病机属虚寒。肝经挟胃，上会巅顶，肝胃虚寒，阴寒上犯，浊阴上逆，故厥阴头痛，呕吐涎沫。《兰室秘藏·头痛门》云："厥阴头项痛，或吐痰沫厥冷，其脉浮缓，吴茱萸汤主之。"又厥阴脉会于巅顶，巅顶部头痛，亦为厥阴头痛之证候特色（见陆定圃《冷庐医话·头痛》）。由此可见厥阴头痛主症表现为巅顶疼痛，干呕，吐涎沫或四肢厥冷，舌淡，苔白滑，脉细迟或弦细不数，可伴胸脘不适，面色少华，气短，微出冷汗，不思饮食，头晕，目眩等症。证属：厥阴头痛。方用自拟头痛2号方。

处方：吴茱萸10g，藁本10g，太子参15g，红枣7枚，生姜3片。

3剂，水煎服，每日1剂，早晚分服，每次100ml。

二诊：患者服药1剂后，头痛干呕及吐涎沫等主症已消失，3天后已恢复正常生活工作。

按：头痛是中医门诊中常见的病症之一。厥阴头痛是伤寒论中厥阴病症的证治之一，是厥阴受邪，邪从阴化，浊阴循经上逆于巅顶而作。厥阴头痛起病较速，患者痛苦难忍，往往不能正常生活工作。吴茱萸汤对其疗效较好，吴茱萸汤归属于温中祛寒之剂，温中补虚，降逆止呕，用于脾胃虚寒或肝经寒气上逆，而见吞酸嘈杂，或头顶痛、干呕、吐涎沫，舌淡，苔白滑，脉沉迟者。但在临床对于顽固性、经长时间治疗效果不佳的病例，则一定要作 X 线或 CT 等检查，以排除恶性病变存在的可能。

失眠（痰热内扰）

处方：自拟利眠汤 1 号。半夏 10g，栀子 10g，茯神 20g，酸枣仁 20g，远志 10g，陈皮 10g，竹茹 10g，龙骨 20g，牡蛎 20g，合欢皮 15g，琥珀 5g，龙眼肉 15g，珍珠母 20g。

水煎服，每日 1 剂，早晚分服，每次 100ml。

主症：虚烦不眠，心神不安，心悸气短。

方解：本方为温胆汤加减变化而成。半夏味辛，性温，有毒，归脾、胃、肺经，燥湿化痰，和中健胃，降逆止呕，消痞散结，为君药。栀子味苦，性寒，入心、肝、肺、胃经，清热，泻火，凉血，治热病虚烦不眠，《药类法象》认为治"心烦懊恼而不得眠，心神颠倒欲绝，血滞而小便不利"；茯神味甘、淡，性平，有渗湿、健脾、宁心等功能；酸枣仁味甘、酸，性平，能宁心安神，养肝，敛汗，用于阴血不足，心悸怔忡，失眠健忘，体虚多汗；远志味苦、辛，性温，具有安神益智、祛痰、消肿的功能，用于心肾不交引起的失眠多梦，健忘惊悸，神志恍惚等症；上四味共为臣药。陈皮味苦、辛，性温，归肺、脾经，理气健脾，燥湿化痰，用于胸脘胀满，食少吐泻，咳嗽痰多；竹茹味甘，性微寒，清热化痰，除烦止呕，用于痰热咳嗽，胆火挟痰，烦热呕吐，惊悸失眠，胃热呕吐等；龙骨味甘、涩，性平，入心、肝、肾、大肠经，重镇安神，可用于惊痫癫狂，怔忡健忘，失眠多梦，《名医别录》云："疗心腹烦满，四肢痿枯，汗出，夜卧自惊，恚怒，伏气在心下不得喘息，肠痛内疽，阴蚀，止汗，缩小便，尿血，养精神，定魂魄，安五脏。"牡蛎味咸，性微寒，归肝、胆、肾经，是平肝息风药、养阴药，有收敛、镇静作用；龙骨与牡蛎，二者功能相似，常相须为用，以治阳

117

内科杂病验案妙方

亢眩晕,惊悸狂躁,心烦不眠等症;合欢皮味甘,性平,有解郁、和血、宁心之功,用治心神不安,忧郁,失眠等症;琥珀味甘,性温,入心、肝经,质重而镇,具有镇惊安神功效,主治心神不宁,心悸失眠,健忘等症;龙眼肉味甘,性温,入心、脾经,具有补益心脾、养血宁神、健脾止泻等功效,适用于心悸怔忡,健忘失眠等病症;珍珠母味咸,性寒,归肝、心经,平肝、潜阳、定惊、止血,治头眩,耳鸣,心悸,失眠,癫狂,惊痫等症;上十味共用为佐药。

案 清热祛痰,化浊和胃,定神定志治失眠

李某,女,53岁。2011年9月20日初诊。主诉:失眠半年。现病史:患者近半年来无明显诱因出现失眠,夜寐不安,心悸气短,胸中烦闷,痰多而黏,不思饮食,食则索然无味,呕恶嗳气,终日昏沉眩晕,记忆力减退,舌红,苔黄厚腻,脉弦滑数。发病以来,体重较前明显增加。曾在西医院治疗,诊断为"更年期综合征""自主神经紊乱",以调节神经类西药治疗无效。遂来我院就诊。辨证:患者平素饮食不节,损伤脾胃,致脾胃运化失职,痰浊内生,郁久化热,上扰心神,则心烦不眠、夜寐不安。证属:痰浊内扰,胃失和降。治宜清热祛痰,化浊和胃,安神定志。方用自拟利眠汤1号。

处方:半夏10g,栀子10g,茯神20g,酸枣仁20g,远志10g,陈皮10g,竹茹10g,龙骨20g,牡蛎20g,合欢皮15g,琥珀5g,龙眼肉15g,珍珠母20g。

3剂,水煎服,每日1剂,早晚分服,每次100ml。

二诊:服上方3剂即能安寐,余症锐减。继服3剂,余症亦瘥。

按:失眠是指无法入睡或无法保持睡眠状态,又称入睡和维持睡眠障碍,为各种原因引起入睡困难、睡眠深度或频度过短、早醒及睡眠时间不足或质量差等,是一种常见病。失眠往往会给患者带来极大的痛苦和心理负担,又会因为滥用抗失眠药物而损伤身体其他方方面面。从中医的角度来看,失眠可以分为五大类型,即:肝郁化火、痰热内扰、阴虚火旺、心脾两虚、心胆气虚。临床需辨别各种证型之不同,辨证用药,方可获效。

失眠(肝郁化火)

处方:自拟利眠汤2号。黄连10g,石决明30g,夜交藤15g,夏枯草15g,龙

齿 20g,酸枣仁 20g,合欢皮 15g,钩藤 15g,肉桂 5g,甘草 10g。

水煎服,每日 1 剂,早晚分服,每次 100ml。

主症:不寐多梦,烦躁易怒,头胀眩晕。

方解:黄连味苦,性寒,入心、肝、胃、大肠经,清热燥湿,泻火解毒,用于心火亢盛,心烦不寐,为君药。石决明味咸,性寒,入肝、肾经,平肝清热;夜交藤味甘、微苦,性平,入心、脾、肾、肝经,有安神养血的功效,主治阴虚血少、虚烦不眠等症;上二者平肝清热,养血安神,为臣药。夏枯草味甘、辛、微苦,性寒,具有清泻肝火的功效;龙齿味涩、甘,性凉,归心、肝经,可主失眠多梦;酸枣仁味甘、酸,性平,能宁心安神,养肝,可用于阴血不足,心悸怔忡,失眠健忘等;合欢皮味甘,性平,有解郁、和血、宁心之功,有治心神不安、忧郁、失眠之效;钩藤味甘,性凉,入肝、心经,清热平肝,息风定惊;肉桂味辛、甘,性大热,归肾、脾、心、肝经,补火助阳,引火归原;上六味共用为佐药。甘草调和诸药为使。全方共奏平肝清热、养血安神之功。

 清肝泻火,养血安神治失眠

朱某,女,48 岁。2008 年 6 月 11 日初诊。主诉:夜寐不安 3 月余。现病史:患者 3 个月前因家庭矛盾大怒后出现夜寐不安,多梦,头胀眩晕,以养血安神片、柏子养心丸及西药(药物不详)治疗,然病益进,遂来诊。症见:少寐,多梦,急躁易怒,目赤口苦,大便干结,舌红,苔黄,脉弦而数。辨证:患者因恼怒烦闷致肝阳上亢,扰及心神,从而出现夜寐不安,多梦,头胀眩晕等症。又见急躁易怒、目赤口苦、大便干结、舌红、苔黄、脉弦而数等症,综合四诊所得,均为肝郁化火、上扰心神之征象。证属:肝郁化火之失眠。治宜清肝泻火,养血安神。方用自拟利眠汤 2 号。

处方:黄连 10g,石决明 30g,夜交藤 15g,夏枯草 15g,龙齿 20g,酸枣仁 20g,合欢皮 15g,钩藤 15g,肉桂 5g,甘草 10g。

3 剂,水煎服,每日 1 剂,早晚分服,每次 100ml。

二诊:3 剂诸证减,6 剂寐安。

按:本方为肝郁化火、上扰心神,多由恼怒烦闷而生,表现为少寐,急躁易怒,目赤口苦,大便干结,舌红,苔黄,脉弦而数。方中用黄连清心泻火为君。石决明、夜交藤平肝清热、养血安神为臣。夏枯草、龙齿、酸枣仁、合欢皮、钩藤加强平肝清热、养血安神之功,复以肉桂引火归原。甘草调和诸药为使。全方清养兼顾,使肝火得清、阴血得养,心神定而寐安。

高血压（肝阳上亢证）

处方：自拟平肝息风汤。黄精30g，夏枯草15g，益母草15g，车前草15g，豨莶草15g，钩藤30g，杜仲20g，川芎10g，何首乌15g，白芍20g，当归10g，牛膝15g，桑寄生15g，菊花15g。

主症：血压高，头晕目眩，头痛目胀，烦躁恼怒。

方解：黄精味甘，性平，归脾、肺、肾经，滋肾润肺，补脾益气，为君药。夏枯草味甘、辛、微苦，性寒，归肝、胆经，具有清泻肝火、凉血止血的功效；益母草味辛、苦，性凉，活血祛瘀；二者共用为臣。车前草味甘，性寒，归肝、肾、肺、小肠经，清热利尿，凉血解毒，可治肝热目赤；豨莶草味辛、苦，性寒，归肝、肾经，祛风湿，利关节，解毒，用于风湿痹痛，筋骨无力，腰膝酸软，四肢麻痹，半身不遂等；钩藤味甘，性凉，入肝、心经，清热平肝，息风定惊，治小儿惊痫瘛疭，大人血压偏高，头晕、目眩，妇人子痫；杜仲味甘，性温，归肝、肾、胃经，补益肝肾；川芎味辛，性温，归肝、胆、心经，常用于活血行气，祛风止痛，川芎辛温香燥，走而不守，既能行散，上行可达巅顶，又入血分，下行可达血海；活血祛瘀作用广泛，适宜瘀血阻滞各种病症；祛风止痛，效用甚佳，可治头风头痛、风湿痹痛等症；昔人谓川芎为血中之气药，殆言其寓辛散、解郁、通达、止痛等功能；何首乌味苦、甘、涩，性微温，归肝、肾经，养血滋阴，主治血虚头昏目眩，心悸，失眠，肝肾阴虚之腰膝酸软等；白芍味苦、酸，性微寒，归肝、脾经，具有补血柔肝、平肝止痛等功效；当归味甘、辛、苦，性温，归肝、心、脾经，补血，活血，主治血虚诸证，肌肤麻木等；牛膝味苦、酸，性平，归肝、肾经，具有活血通经、补肝肾、强筋骨、引血（火）下行之功效，可用于治疗火热上炎引起的头痛、眩晕等症；桑寄生味苦、甘，性平，归肝、肾经，补肝肾，强筋骨，可用于高血压；菊花能散风清热，平肝明目，可用于头痛眩晕，目赤肿痛，眼目昏花；上十一味共用为佐药。诸药共用，共奏调补肝肾、平衡阴阳之功。

案 平肝潜阳，养血息风治高血压

郭某，男，49岁。2008年7月11日就诊。主诉：头晕头痛近3年。现病史：患者近3年来常感头晕头痛，失眠多梦，左上下肢麻木。2年前检查血压常在160/90mmHg上下波动，于西医院诊治，诊断为高血压病，曾多次口服降压药物治疗,效果不理想。遂来我处就诊。症见:眩晕耳鸣,头痛且胀,心悸,恐惧,烦躁易怒,失眠多梦,面色红赤,左上下肢时感麻木,小便赤色,大便秘结,口渴,舌质红,苔微黄,脉弦。测血压 170/90mmHg。辨证:肝失条达,肝阳偏亢,循经上扰清窍,故头痛而胀;肝火偏亢,扰乱心神,则心烦易怒,夜眠不宁。肝胆气郁化火,肝阳上亢,故目赤口苦,舌质红,苔微黄,脉弦。证属:肝阳上亢。治宜平肝潜阳,养血息风。方用自拟平肝息风汤加减。

处方:黄精30g,夏枯草15g,益母草15g,生牡蛎20g(先煎),豨莶草15g,钩藤30g(后下),杜仲20g,川芎10g,何首乌15g,白芍20g,当归10g,牛膝15g,桑寄生15g,菊花15g。

7剂,水煎服,每日1剂,早晚分服,每次100ml。

二诊:服上方7剂后,诸证减轻,左侧上下肢麻木好转,仍夜梦多。此肝急得缓,肝风势平,夜寐多梦者,为真阴亏损,阴虚阳亢,水不涵木,今病势虽减,肝阳燥热犹在,仍按前法,去牛膝,加黄芩10g,生地黄10g,牡丹皮10g,继服5剂。

三诊:诸证明显减轻,惟胸闷纳呆,精神疲倦,口味淡,小便短涩,脉象虚缓。此木抑而土未复,上方去生牡蛎、钩藤、黄芩,加白术12g,陈皮6g,焦三仙10g,继服5剂后复诊。诸证消失。测血压130/80mmHg。

按:高血压病,中医典籍中常以"眩晕""头痛""中风"等病论述,其中以"眩晕"论述最多。《素问·生气通天论》云:"阴者,藏精而起极也;阳者,卫外而为固也。阴不胜其阳,则脉流薄疾,并乃狂。"《素问·至真要大论》曰:"诸风掉眩,皆属于肝。"《灵枢·海论》篇有"髓海不足"之说,"髓海不足,则脑转耳鸣"等,认为是因虚致病。其病位主要在肝肾。治宜调补肝肾,平衡阴阳。以平肝、潜阳、养阴、息风为主要治则。疾发甚暴,脉象弦数而有力者为实证;若病由渐而成,脉象细数虚弦无力者为虚证,宜用甘寒养阴、柔肝、滋肾、降逆、潜阳之法,即前贤所谓:"缓肝之急以息风,滋肾之液以祛热。"

郁证（抑郁症）

处方:自拟解郁汤。柴胡10g,郁金15g,白芍15g,麦芽10g,川芎10g,竹茹10g,佛手10g,酸枣仁30g,合欢皮15g,龙骨20g,牡蛎20g,栀子15g,夏枯草10g,大枣7枚,甘草10g。

主症：郁证，精神抑郁，自主神经功能紊乱。

方解：柴胡味苦、辛，性微寒，归肝、胆经，具有疏肝利胆、疏气解郁、散火之功效，为君药。郁金味辛、苦，性寒，归肝、心、肺经，活血止痛，行气解郁，清心凉血；白芍味苦、酸，性微寒，具有补血柔肝、平肝止痛等功效；二者共用为臣药。麦芽味甘，性平，归脾、胃、肝经，行气消食，健脾开胃；竹茹味甘，性微寒，清热化痰，除烦止呕，可用于惊悸失眠等；佛手味辛、苦、酸，性温，归肝、脾、肺经，疏肝理气，和胃止痛；酸枣仁味甘、酸，性平，宁心安神、养肝，用于阴血不足，心悸怔忡，失眠健忘等；合欢皮味甘，性平，有解郁、和血、宁心之功，有治心神不安、忧郁、失眠之效；龙骨味甘、涩，性平，入心、肝、肾、大肠经，镇惊安神，治惊痫癫狂，怔忡健忘，失眠多梦等，《名医别录》云："疗心腹烦满，四肢痿枯，汗出，夜卧自惊，恚怒，伏气在心下不得喘息，肠痈内疽，阴蚀，止汗，缩小便，尿血，养精神，定魂魄，安五脏。"牡蛎味咸，性微寒，归肝、胆、肾经，是平肝息风药、养阴药，有收敛、镇静作用；龙骨与牡蛎，二者功能相似，常相须为用，以治阳亢眩晕，惊悸狂躁，心烦不眠等症；栀子味苦，性寒，入心、肝、肺、胃经，清热、泻火、凉血，治热病虚烦不眠等，《本草备要》言"治心烦懊侬不眠，五黄五淋，亡血津枯，口渴目赤……"；夏枯草味甘、辛、微苦，性寒，具有清泻肝火等功效；川芎味辛，性温，归肝、胆、心经，辛温香燥，走而不守，既能行散，上行可达巅顶，又入血分，下行可达血海；活血祛瘀作用广泛，适宜瘀血阻滞各种病症；昔人谓川芎为血中之气药，殆言其寓辛散、解郁、通达、止痛等功能；以上共用为佐药。大枣能补虚益气，养血安神，健脾和胃，为引。甘草调和诸药为使。

案 疏肝理气解郁治郁证

张某，女，62 岁。2009 年 10 月 11 日就诊。主诉：失眠、心慌 2 月余。现病史：患者早年寡居，近 2 个月来夜晚难以入睡，多梦，身热汗出，时感心慌，不欲饮食，胃脘部胀满不适。症见：面容憔悴，目光呆滞，情绪悲观，数问才有一答，大便 4～5 日 1 次，干结不畅，上腹部按之满痛，舌质坚老暗红，舌苔黄腻，脉数。体型略胖，体质较壮实。辨证：患者因早年寡居，情志内伤，忧愁思虑，致肝失疏泄、脾失健运、心失所养，脏腑阴阳气血失调。证属：郁证。治宜疏肝理气解郁。方用自拟解郁汤加减。

处方：柴胡 10g，郁金 15g，白芍 15g，麦芽 10g，大黄 8g，竹茹 10g，佛手 10g，厚朴 15g，合欢皮 15g，龙骨 20g，牡蛎 20g，栀子 15g，夏枯草 10g，黄芩 10g，甘草 6g。

7 剂，水煎服，每日 1 剂，早晚分服，每次 100ml。

二诊：药进 7 剂，诸证减轻，入睡较以前快，心慌感减轻，心情较以前轻松，食欲有所增加,大便2~3日1次,质软,但仍有汗出。原方去大黄,继服2周。

三诊:面色红润,诸证已不明显,入睡如常、安稳,心慌感已不明显,并能主动与人打招呼。

按:郁证是由于情志不舒、气机郁滞所致,以心情抑郁、情绪不宁、胸部满闷、胁肋胀痛,或易怒易哭,或咽中如有异物梗塞等症为主要临床表现的一类病症。《丹溪心法》分为气郁、血郁、湿郁、火郁、痰郁、食郁,总称六郁。相当于西医的神经衰弱、癔症及焦虑症、更年期综合征、反应性精神病等。病位在肝、脾、心、肾,其基本病机为肝失疏泄、脾失健运、心失所养、脏腑阴阳气血失调。郁证的病理性质初起属实,日久属虚或虚实夹杂,其病理演变过程:初起以气滞为主,兼血瘀、化火、痰结、食滞,以实证为主;病久易由实转虚,随其影响的脏腑及损耗气血阴阳的不同,而形成心、脾、肝、肾亏虚的不同病变。辨证首先应辨受病脏腑与六郁的关系:肝脏多与气郁、血郁、火郁有关,脾脏多与食郁、湿郁、痰郁有关;其次应辨别证候虚实,实证以气郁、血郁、化火、食积、湿滞、痰结为主,虚证以心、脾、肝的气血或阴精亏虚为主。郁证的治疗原则以疏肝理气解郁为主。

癫证(精神分裂症)

处方:自拟癫狂梦醒汤。郁金15g,白芍30g,柴胡15g,通草15g,木香15g,胆南星10g,黄连10g,栀子15g,栝楼30g,红花15g,桃仁15g,酒大黄20g,甘草15g。

水煎服,每日1剂,早晚分服,每次100ml。

主症:烦躁不安,多语善疑,哭笑无常。

方解:郁金味辛、苦,性寒,归肝、心、肺经,具有活血化瘀、行气解郁、清心凉血之用,为君药。白芍味苦、酸,性微寒,具有补血柔肝、平肝止痛等功效;柴胡味苦、辛,性微寒,归肝、胆经,具疏肝利胆、理气解郁、散火之功效;二者共用为臣。木香味辛、苦,性温,归脾、大肠、三焦经,行气止痛,调中导滞;胆南星味苦,性凉,入心、肝、肺经,清火化痰,镇惊定痫;黄连清热燥湿,泻火解毒;栀子清热,泻火,凉血;栝楼味甘、苦,性寒,入肺、胃、大肠经,润肺,化痰,散结,润肠;红花味微苦,活血通经,散瘀止痛;桃仁味苦、甘,性平,归心、肝、大肠经,活血祛瘀,润肠通便,止咳平喘;酒大黄具有泻热通便功效,用于胃肠实热积滞、大便秘结、腹部胀满、疼痛拒按,甚至高热不退、神昏谵语,如大承气汤;或脾阳不足之冷积便秘,如温脾汤;通草味甘、淡,性微寒,入肺、胃经,主淋涩痛,小便不利,水肿,黄疸,湿温病,小便短赤等;以上共用为佐。甘草调和诸药为使。

案 清热化痰,活血化瘀,解郁安神治癫证

张某,女,28 岁。2009 年 2 月 11 日来诊。家属代诉:狂躁 1 年余。现病史:患者于 1 年前因感情创伤,忿郁过极而病狂,烦躁不寐,毁物骂詈,哭笑无常。于某精神病医院诊断为精神分裂症,住院治疗 2 个月,狂躁减轻。出院后,继继服用数种镇静西药。症见:心烦难寐,胸满腹胀,时欲太息。胃纳可,喜冷食,大便 3～4 日 1 次,经行后期,经期腹痛,舌淡红,苔白腻,脉沉滑有力。辨证:患者因感情创伤致肝木郁结,化火横逆,蒙蔽神明,出现狂妄。气滞血瘀,化火成狂,神不守舍,荒诞由生。综合其四诊所得,当属癫证。治宜清热化痰,活血化瘀,解郁安神。方用自拟癫狂梦醒汤加减。

处方:郁金 15g,白芍 30g,柴胡 15g,石膏 30g,黄芩 15g,胆南星 10g,黄连 10g,栀子 15g,栝楼 30g,红花 15g,桃仁 15g,酒大黄 20g,甘草 15g。

3 剂,水煎服,每日 1 剂,早晚分服,每次 100ml。

二诊:药后大便泻下脓秽物,夹有宿食,腹胀减轻。按原方继服 5 剂,停服所有镇静药品。

三诊:睡眠好转,腹胀消失,已无压痛。上方去石膏,加通草 15g,继服 5 剂。

四诊:泻下脓秽便甚多,神志反应明显好转,上方去酒大黄,加木香 10g,继服 5 剂。

五诊:思维反应已基本如常人。嘱其调畅情志。

按:中医对癫狂的论述有多家,通常认为其与顽痰作祟、气血失调、阴阳亏损有关。"百病皆由痰作祟",痰火结于心胸,蒙蔽神明。痰之为病,可随气升降,无处不到,变化多样。痰火互结,可上扰神明,且痰多挟瘀。清代王清任提出"癫狂一症,哭笑不休,詈骂歌唱,不避亲疏,许多恶态,乃气血凝滞,脑气与脏腑气不接,如同做梦一样"的论述。本病辨证重在分清痰、血和虚实。治疗大致以涤痰清热、活血化瘀、疏肝健脾和养神定志为主。

呕　吐

处方:自拟降逆止呕汤。太子参15g,旋覆花10g,半夏10g,藿香15g,竹茹10g,代赭石15g,胡黄连10g,厚朴15g,郁金15g,炙甘草10g,紫苏叶15g,生姜3片。

水煎服,每日1剂,早晚分服,每次100ml。

主症:呕吐不止,食入即吐。

方解:本方为旋覆代赭汤演变而来。太子参味甘、微苦,性平,归脾、肺经,补益脾肺,益气生津,为君。旋覆花味苦、辛、咸,性微温,归肺、胃、大肠经,降气、消痰、行水、止呕,用于风寒咳嗽,痰饮蓄结,胸膈痞满,喘咳痰多,呕吐噫气,心下痞硬;半夏味辛,性温,有毒,归脾、胃、肺经,燥湿化痰,和中健胃,降逆止呕,消痞散结;二者共用为臣。藿香性微温,味辛、甘,具有芳香化湿、和胃止呕、健胃祛湿等功效;竹茹性微寒,味甘,清热化痰,除烦止呕;代赭石味苦、甘,性平,入肝、胃、心包经,平肝镇逆,凉血止血,治噫气呕逆、噎膈反胃等;胡黄连归肝、胃、大肠经,退虚热,消疳热,清热燥湿,泻火解毒;厚朴味苦、辛,性温,归脾、胃、大肠经,行气消积、燥湿除满、降逆平喘,主治食积气滞,腹胀便秘,湿阻中焦,脘痞吐泻等;郁金味辛、苦,性寒,归肝、心、肺经,具有行气化瘀、清心解郁、活血止痛等功效;紫苏叶味辛,性微温,无毒,归脾、肺经,具行气宽中、和胃止呕功效;以上共用为佐。生姜能温胃止呕为引。炙甘草调和诸药为使。

降逆止呕,益气和胃,行气化痰治呕吐

王某,女,40岁。2007年3月12日来诊。主诉:呕吐反复发作3月余。现病史:患者于3个月前无明显诱因出现呕吐,每次发作则不能进食,卧床休息方可缓解。经外院诊治,服药物治疗效果不佳,遂来诊。症见:间断性呕吐,每发则食后尽吐,呕吐物中夹杂清水痰涎,胸膈痞闷,卧床休息后减轻,舌质淡,苔白腻,脉细滑。辨证:患者呕吐反复发作3月余,久病不愈,胃气渐虚,气逆日甚,痰气交阻,气机升降失常。综合"呕吐清水痰涎,胸膈痞闷,舌质淡,苔白腻,脉细滑"等四诊所得均为胃虚痰阻之征象。证属:胃虚痰阻气逆之呕吐。治宜降逆止呕,益气和胃,行气化痰。方用自拟降逆止呕汤。

处方:太子参15g,旋覆花10g,半夏10g,藿香15g,竹茹10g,代赭石15g,砂仁 10g,厚朴 15g,郁金 15g,炙甘草 10g,紫苏叶 15g,生姜 3 片。

5 剂,水煎服,每日 1 剂,早晚分服,每次 100ml。

二诊:诸证减轻,仍纳差。上方去竹茹,加白术 15g,继服 5 剂。

三诊:诸证明显减轻。纳可,上方继服 3 剂。电话随访,已愈。

按:有关本病的分类,龚廷贤《寿世保元·呕吐》指出:"有外感寒邪者,有内伤饮食者,有气逆者……有久病胃虚者。"张景岳《景岳全书·杂证谟·呕吐》将呕吐分为虚实两大类。清代《外台秘要》曰:"呕吐病有两种,一者积热在胃,呕逆不下食,一者积冷在胃,亦呕逆不下食,二事正反,须细察之。"病因病机方面,《黄帝内经》对呕吐发生的原因有较多论述,《素问·至真要大论》云"诸呕吐酸……皆属于热""诸逆冲上,皆属于火",认为火、热之邪上逆可致呕吐。《素问·举痛论》云"寒气客于肠胃,厥逆上出,故痛而呕也",则责之寒邪内扰。《黄帝内经》还认为呕吐与肝、胆、脾有密切关系,如《灵枢·经脉》云:"肝足厥阴之脉……是主肝所生病者,胸满,呕逆。"《灵枢·四时气》云"邪在胆,逆在胃,胆液泄则口苦,胃气逆则呕苦"。《素问·厥论》曰:"太阴之厥,则腹满䐜胀,后不利,不欲食,食则呕,不得卧。"隋代巢元方《诸病源候论·脾胃病诸候》指出:"呕哕之病者,由脾胃有邪,谷气不治所为也,胃受邪气,则呕。"(呕哕候),说明呕吐的发生是由胃受邪气所致,又指出"若风邪在胃,则呕;膈间有停饮,胃内有久寒,则呕而吐"(呕吐候),进一步说明呕吐的发生,既可因外邪犯胃引起,也可由内伤引起。临床当辨清病因、病性,辨证施治,方可获效。

胃脘痛(萎缩性胃炎)

处方:自拟平胃汤 1 号。木香 10g,砂仁 10g,三棱 15g,莪术 15g,厚朴 15g,香橼 15g,佩兰 15g,延胡索 15g,赤芍 15g,桃仁 15g,鸡内金 15g,麦芽 20g,陈皮 15g,白术 15g,紫苏叶 15g。

水煎服,每日 1 剂,早晚分服,每次 100ml。

主症:胃痛作胀,食少便溏。

方解:木香味辛、苦,性温,归脾、大肠、三焦经,行气止痛,调中导滞;砂仁味辛,性温,归脾、胃、肾经,化湿开胃,温脾止泻,用于湿浊中阻,脘痞不饥,脾胃虚寒,呕吐泄泻等;三棱味辛、涩,性凉,入肝、脾经,治癥瘕,积聚,胁肋胀痛,食积胀痛等;莪术破血行气,消积止痛;厚朴味苦、辛,性温,归脾、胃、大肠经,行气消积,燥湿除满,降逆平喘,主治食积气滞,腹胀便秘,湿阻中焦,脘痞吐泻等;香橼味辛、微苦、酸,性温,归肝、肺、脾经,气香行散,可升可降,具有疏肝理气,宽胸化痰、除湿和中之功效;佩兰有化湿健胃、止呕的作用;延胡索味辛、苦,性温,有活血散瘀、利气止痛的功能,"行血中气滞,气中血滞,故专治一身上下诸痛";赤芍行瘀,止痛,凉血,消肿;桃仁味苦、甘,性平,归心、肝、大肠经,活血祛瘀,润肠通便;鸡内金消积滞,健脾胃,治食积胀满,呕吐反胃,疳积等;麦芽可用于肝郁气滞,胸胁胀闷,及肝脾不和,嗳气少食等症,常与香橼、佛手等配伍,以增其疏肝和胃之效;陈皮味苦、辛,性温,归肺、脾经,理气健脾,燥湿化痰。用于胸脘胀满,食少吐泻;白术能健脾益气,燥湿利水,可用于脾虚食少,腹胀泄泻;紫苏叶味辛,性微温,无毒,归脾、肺经,具有行气宽中、和胃止呕功效。

案 健脾和胃,活血化瘀,理气止痛治胃脘痛

常某,女,55 岁。2009 年 9 月 23 日初诊。主诉:胃脘胀痛 10 余年。现病史:患者近 10 年来胃脘胀痛,间断性发作,曾服奥美拉唑、吗丁啉、三九胃泰等治疗,效果不佳。现症见:胃脘胀痛,纳呆,嗳气,喜热饮,受凉后胃痛加重,舌质暗,苔薄白,脉沉弦。胃镜检查:慢性萎缩性胃炎。病理检查:轻度肠上皮化生。辨证:患者平素饮食不节,损伤脾胃,胃失和降而疼痛,日久瘀血内结,气滞血瘀,阻碍中焦气机,不通则痛。证属:胃虚气滞血瘀之胃脘痛。治宜健脾和胃,活血化瘀,理气止痛。方用自拟平胃汤 1 号。

处方:木香 10g,砂仁 10g,三棱 15g,莪术 15g,厚朴 15g,香橼 15g,佩兰 15g,延胡索 15g,赤芍 15g,桃仁 15g,鸡内金 15g,麦芽 20g,陈皮 15g,白术 15g,紫苏叶 15g。

5 剂,水煎服,每日 1 剂,早晚分服,每次 100ml。

二诊:诸证减轻,效不更方,继服 10 剂而诸证消。

按:胃痛发生的常见原因有寒邪客胃、饮食伤胃、肝气犯胃和脾胃虚弱等。胃主受纳腐熟水谷,若寒邪客于胃中,寒凝不散,阻滞气机,可致胃气不和而疼痛;或因饮食不节,饥饱无度,或过食肥甘,食滞不化,气机受阻,胃失和降引起胃痛;肝对脾胃有疏泄作用,如因恼怒抑郁,气郁伤肝,肝失条达,横逆犯胃,亦可发生胃痛;若劳倦内伤,久病脾胃虚弱,或禀赋不足,中阳亏虚,胃失温养,内寒滋生,中焦虚寒而痛;亦有气郁日久,瘀血内结,气滞血瘀,阻碍中焦气机,而致胃痛发作,总之胃痛发生的病机分为虚实两端,实证为气机阻滞,不通则痛;虚证为胃腑失于温煦或濡养,不养则痛。胃痛的关键是"气",因此治疗胃痛的关键是理顺胃气。

胃脘痛（胃、十二指肠溃疡）

处方：自拟平胃汤2号。甘草15g，瓦楞子15g，乌贼骨15g，浙贝母15g，砂仁10g，乌梅5g，延胡索15g，木香10g，芡实15g，紫苏叶20g，藿香10g，白及10g，山楂15g，麦芽10g，莱菔子15g。

水煎服，每日1剂，早晚分服，每次100ml。

主症：胃脘痛，空腹痛重，打嗝反酸。

方解：甘草味甘，性平，入脾、胃、肺经，补脾益气，清热解毒，缓急止痛，调和诸药，用于脾胃虚弱，倦怠乏力，脘腹、四肢挛急疼痛；缓解药物毒性、烈性。现代用于胃及十二指肠溃疡，常与乌贼骨、瓦楞子、马鞭草等同用。瓦楞子制酸止痛，胃痛嘈杂、泛吐酸水者，常配黄连、吴茱萸、乌贼骨、香附等同用。乌贼骨味咸、涩，性温，归脾、肾经，收敛止血，制酸，敛疮，用于溃疡病，胃酸过多，胃痛吞酸等。浙贝母味苦，性寒，清热化痰，开郁散结，用于胃病能起到制酸散结的作用。砂仁味辛，性温，归脾、胃、肾经，化湿开胃，温脾止泻，用于湿浊中阻，脘痞不饥，脾胃虚寒，呕吐泄泻等；乌梅味酸、涩，性平，归肝、脾、肺、大肠经，敛肺，涩肠，生津，安蛔和保护肠胃。现代药理研究表明乌梅有消毒的功能，也防止食物在肠胃里腐化；延胡索味辛、苦，性温，有活血散瘀、理气止痛的功能，"行血中气滞，气中血滞，故专治一身上下诸痛"。木香味辛、苦，性温，归脾、大肠、三焦经，行气止痛，调中导滞，主治胁肋胀满，脘腹胀痛，呕吐泄泻等；芡实味甘、涩，性平，入脾、肾经，固肾涩精，补脾止泄，开胃助气；紫苏叶味辛，性微温，无毒，归脾、肺经，具有行气宽中、和胃止呕功效；藿香味辛、甘，性微温，具有芳香化湿、和胃止呕、健脾祛湿等功效；白及味苦、甘、涩，性微寒，归肺、肝、胃经，收敛止血，消肿生肌，可用于溃疡病出血；山楂配麦芽，消食导滞；莱菔子味辛、甘，性平，归脾、胃、肺经，能升能降，具有消食导滞、降气化痰的功效，主治食积气滞，脘腹胀满，嗳气等。

 疏肝和胃，制酸止痛治胃脘痛

段某，男，48岁。2009年11月25日初诊。主诉：胃脘痛7年。现病史：患者近7年来胃脘部疼痛，间断性发作，空腹痛重，曾服奥美拉唑及中药汤剂等治疗，效果不佳。现症见：胃脘部疼痛，纳呆，嗳气，干呕反酸，空腹痛重，舌质淡，苔薄白,脉沉滑。胃镜检查:胃、十二指肠球部溃疡。辨证:患者平素饮食不节,嗜食肥甘厚腻之品,损伤脾胃,气机阻塞,胃失和降而疼痛。证属:肝气犯胃之胃脘痛。治宜疏肝和胃,制酸止痛。方用自拟平胃汤2号。

处方:甘草15g,瓦楞子15g,乌贼骨15g,浙贝母15g,砂仁10g,乌梅5g,延胡索15g,木香10g,芡实15g,紫苏叶20g,藿香10g,白及10g,山楂15g,麦芽10g,莱菔子15g。

7剂,水煎服,每日1剂,早晚分服,每次100ml。

上方连服7剂,胃痛大减,余症皆缓。守方据症调治半个月,诸证悉平。

按:治疗胃痛,首应辨其疼痛的虚、实、寒、热性质及病在气在血,然后审症求因。大抵新病暴痛,痛势急迫而痛处拒按者,多属实证;久病痛缓,病势缠绵而痛处喜按者,多属虚证;寒证疼痛,喜温熨热饮,遇寒则疼增;热证疼痛,喜凉喜冷饮,遇热则痛剧;以胀痛为主,或痛引胸胁,疼痛每因情志变化而增减,此多为气滞;痛处固定不移,多为刺痛者,常属久病血瘀;若烦热似饥,舌红无苔或少津者,多属胃阴不足之证。胃痛的治法,古虽有"通则不痛"的原则,但绝不限于"通"之一法,临证之时,应运用四诊八纲,详加审察,根据病者的不同情况,确立恰当的治疗方法。

水湿泻(慢性、急性腹泻)

处方:自拟止泻汤。猪苓15g,茯苓15g,白术10g,肉桂5g,泽泻15g,苍术10g,车前子15g,陈皮10g,木香5g,胡黄连5g,山楂10g,乌梅10g,诃子10g,石榴皮10g,干姜10g。

水煎服,每日1剂,早晚分服,每次100ml。

方解:猪苓味甘、淡,性平,归肾、膀胱经,利水渗湿,可治疗小便不利,水肿,泄泻;茯苓味甘、淡,性平,入心、肺、脾经,具有渗湿利水、健脾和胃、宁心安神的功效;白术味苦、甘,性温,归脾、胃经,健脾益气,燥湿利水,用于脾虚食少、腹胀泄泻、痰饮眩悸、水肿等;肉桂味辛、甘,性大热,归肾、脾、心、肝经,治命门火衰、肢冷脉微、亡阳虚脱、腹痛泄泻等;泽泻味甘、淡,性寒,归肾、膀胱经,利水渗湿,泻热通淋,主治小便不利,热淋涩痛,水肿胀满,泄泻,痰饮眩晕等;苍术味辛、苦,性温,归脾、胃、肝经,主治湿盛困脾,倦怠嗜卧,脘痞腹胀,食欲不振,呕吐,泄泻,痢疾，疟疾，痰饮，水肿等；车前子味甘、淡，性微寒，归肺、肝、肾、膀胱经，清热利尿，渗湿止泻，主治小便不利，水肿胀满，暑湿泻痢等；陈皮味辛、苦，性温，入脾、胃、肺经，理气健脾，调中，燥湿，化痰，可用治湿浊阻中之胸闷腹胀、纳呆便溏；木香味辛、苦，性温，能行气止痛，调中导滞，可用治脘腹胀痛，呕吐泄泻，里急后重；胡黄连归肝、胃、大肠经，能退虚热，消疳热，清热燥湿，泻火解毒；山楂味酸、甘，性微温，入脾、胃、肝经，有消食健胃、活血化瘀、收敛止痢之功效，对肉积痰饮、痞满吞酸、泻痢肠风等均有疗效；乌梅味酸、涩，性平，归肝、脾、肺、大肠经，能敛肺，涩肠，可用于久疟，久泻，痢疾；诃子味苦、酸、涩，性平，能敛肺，涩肠；石榴皮味酸、涩，性温，有小毒，归大肠经，涩肠止泻；干姜味辛，性热，归脾、胃、心、肺经，温中散寒，回阳通脉，燥湿消痰，温肺化饮，主治脘腹冷痛，呕吐，泄泻等。

案 健脾利湿，涩肠止泻治泄泻

陈某，女，43岁。2003年10月19日初诊。主诉：腹泻2个月。现病史：患者于2个月前因饮食不洁致腹痛泄泻，自服氟哌酸等后，腹痛消失，泄泻缓解。但自此大便每日5～6次，不成形，头晕腰酸，颜面及下肢浮肿，舌质淡，苔白腻，脉濡细。辨证：患者因饮食不洁致泄泻，损伤脾胃，脾胃运化功能失常，清浊不分，清阳不升，浊阴不降而致腹泻。舌质淡，苔白腻，脉濡细均为脾虚湿盛之征象。证属：脾虚湿盛之泄泻。治宜健脾利湿，涩肠止泻。方用自拟止泻汤加减。

处方：猪苓15g，茯苓15g，白术10g，肉桂5g，泽泻15g，苍术10g，车前子15g，陈皮10g，木香5g，胡黄连5g，山楂10g，白芍10g。

5剂，水煎服，每日1剂，早晚分服，每次100ml。

二诊：大便仍溏，每日3～4次；头晕腰酸、颜面及下肢浮肿等症状减轻，舌苔微腻。上方加入砂仁10g，干姜10g，制附子6g。继服5剂。

三诊：药后舌苔渐退，大便已成形，每日2～3次，颜面及下肢浮肿等症状消失。前法再治。原方去制附子，加炒神曲12g。继服5剂。

四诊：大便已正常。守方继服3剂。嘱其饮食调理。

按：泄泻是以大便次数增多，粪质稀薄，甚至泻出如水样为临床特征的一种脾胃肠病症。临床上应注意与痢疾、霍乱相鉴别。病因常见感受外邪，饮食所伤，情志失调，脾胃虚弱，命门火衰等，导致脾虚湿盛，脾失健运，大小肠传化失常，升降失调，清浊不分，而成泄泻。病位在脾、胃、肠。辨证要点以辨寒热虚实、泻下物和缓急为主。治疗应以运脾祛湿为原则。急性泄泻重用祛湿，辅以健脾，再依寒湿、湿热的不同，分别采用温化寒湿与清化湿热之法。慢性泄泻以脾虚为主，当予运脾补虚，辅以祛湿，并根据不同证候，分别施以益气健脾升提、温肾健脾、抑肝扶脾之法，久泻不止者，尚宜固涩。同时，还应注意急性泄泻不可骤用补涩，以免闭留邪气；慢性泄泻不可分利太过，以防耗其津气；清热不可过用苦寒，以免损伤脾阳；补虚不可纯用甘温，以免助湿。

　　本案腹泻伴有头晕腰酸，面肢浮肿，脉濡细，苔白腻，乃属脾虚，健运失司，湿滞内停，肠腑传化失职。治宜运脾化湿，则清升浊降而泻止。泄泻病久，脾虚及肾，故又辅以制附子温补脾肾之阳，从本缓图，病乃向愈。

胁痛（急性黄疸性肝炎）

　　处方：自拟退黄解毒汤。溪黄草 30g，茵陈 20g，川楝子 15g，栀子 15g，泽泻 15g，柴胡 15g，茯苓 15g，连翘 30g，金钱草 15g，土茯苓 30g，黄芩 10g，草河车 10g，车前子 15g，白芍 30g，甘草 15g。

　　水煎服，每日 1 剂，早晚分服，每次 100ml。

　　主症：急性肝炎、胁痛、口苦、黄疸、呃逆。

　　方解：溪黄草味苦，性寒，具有清热利湿、退黄祛湿、凉血散瘀的功效，用于治疗急性黄疸型肝炎、急性胆囊炎等病症；茵陈味苦、辛，性微寒，归脾、胃、肝、胆经，清湿热，退黄疸，用于黄疸尿少、湿疮瘙痒、传染性黄疸型肝炎；川楝子味苦，性寒，有小毒，归肝、小肠、膀胱经，苦寒沉降，疏肝行气止痛，用于胸胁、脘腹胀痛；栀子味苦，性寒，无毒，归心、肝、肺、胃、三焦经，泻火除烦，清热利湿，凉血解毒，主治热病心烦，肝火目赤，湿热黄疸等；泽泻味甘、淡，性寒，归肾、膀胱经，利水渗湿，泻热通淋；柴胡味苦、辛，性微寒，归肝、胆经，具有疏肝利胆、疏气解郁、散火之功效，主治肝郁气滞，胸胁胀痛等；茯苓味甘、淡，性平，具有利水渗湿、益脾和胃、宁心安神之功用；连翘味苦，性微寒，清热解毒，散结消肿；金钱草味甘、微苦，性凉，归肝、胆、肾、膀胱经，利水通淋，清热解毒，散瘀消肿，主治湿热黄疸等；土茯苓味甘、淡，性平，归肝、胃、脾经，解毒，除湿，利关节；黄芩味苦，性寒，归肺、胆、脾、大肠、小肠经，清热燥湿，泻火解毒；草河车味苦，性微寒，有小毒，归肝经，清热解毒，消肿止痛，凉肝定惊；车前子味甘、淡，性微寒，归肺、肝、肾、膀胱经，清热利尿，渗湿止泻；白芍味苦、酸，性凉，入肝、脾经，养血柔肝，缓中止痛，可治胸腹胁肋疼痛。甘草调和诸药。

131

案 清热利湿，疏肝理气，缓急止痛治胁痛

杜某，男，50岁。2010年3月23日初诊。主诉：胁痛，身黄，目黄，小便黄3天。现病史：患者3天前无明显诱因出现胁痛，身黄，目黄，小便黄，口苦。在市某医院诊断为：①急性黄疸型肝炎（戊肝）。②急性梗阻型胆管炎。今为求中医诊治遂前来就诊。症见：胁痛，身黄，目黄，黄色鲜明，小便黄，伴纳呆，口苦，恶心呕吐，舌红，苔黄腻，脉弦滑数。查体：胆囊点压痛。肝功能：转氨酶升高，总胆红素升高，直接胆红素升高，间接胆红素正常，余无特殊。辨证：患者平素嗜好膏粱厚味，致脾胃运化失职，内生湿热，蕴结肝胆，肝络失和，胆不疏泄，导致胁痛；湿热中阻，升降失常，故口苦纳呆，恶心呕吐；湿热交蒸，胆汁不循常道而外溢，故溲黄、黄疸；舌质红，苔黄腻，脉弦滑数均是肝胆湿热之证。证属：肝胆湿热型胁痛。治宜清热利湿，疏肝理气，缓急止痛。方用自拟退黄解毒汤加减。

处方：溪黄草30g，茵陈20g，川楝子15g，栀子15g，泽泻15g，柴胡15g，茯苓15g，连翘30g，金钱草15g，土茯苓30g，黄芩10g，草河车10g，车前子15g，白芍30g，甘草15g。

3剂，水煎服，每日1剂，早晚分服，每次100ml。

二诊：黄疸较前减轻，纳差。上方加白术15g，继服3剂。

三诊：胁痛、黄疸等症消失，食欲仍稍差。嘱其调节饮食。

按：本病以胁肋部一侧或两侧疼痛为主要表现。肝居胁下，其经脉布于两胁，胆附于肝，其脉亦循于胁，所以，胁痛多与肝胆疾病有关。凡情志抑郁，肝气郁结，或过食肥甘，嗜酒无度，或久病体虚，忧思劳倦，或跌仆外伤等皆可导致胁痛。辨证时，应先分气、血、虚、实，一般气郁者多为胀痛，痛处游走不定；血瘀者多为刺痛，痛有定处；虚证胁痛多隐隐作痛，实证胁痛多疼痛突发，痛势较剧。临床常见以下证型：①肝气郁结型胁痛。症见胁痛胀痛，走窜不定，胸闷纳呆，舌淡红，苔薄，脉弦。治宜疏肝理气。方用柴胡疏肝散加减。②气滞血瘀型胁痛。症见胁部刺痛，固定不移，胁肋下或可触及结块，舌紫暗，脉沉涩。治宜祛瘀通络。方用旋覆花汤加味。③肝胆湿热型胁痛。症见胁痛胸闷，口苦纳呆，或尿黄身热，舌红，苔黄腻，脉弦数。治宜清利湿热。方用龙胆泻肝汤加减。④肝阴不足型胁痛。症见胁痛隐隐，口干心烦，头晕目眩，舌红，少苔，脉弦细或数。治宜养阴柔肝。方用一贯煎加减。胁痛的治疗着眼于肝胆，分虚实而治。实证宜理气，活血通络，清热祛湿；虚证宜滋阴养血柔肝。临床上还应根据"痛则不通""通则不痛"的理论，以及肝胆疏泄不利的基本病机，在各种症状中适当配伍疏肝理气、利胆通络之品。

脂肪肝（早期肝坏死）

处方：自拟降脂汤。龟板 15g，三棱 10g，莪术 10g，水蛭 5g，山楂 15g，茵陈 15g，佛手 15g，泽兰 15g，鸡内金 15g，郁金 15g，蒲黄 10g，五灵脂 10g，溪黄草 20g，鳖甲 30g，枸杞子 30g，连翘 30g。

水煎服，每日 1 剂，早晚分服，每次 100ml。

方解：龟板味咸、甘，性平，入心、脾、肝经，滋阴，潜阳，补肾，健骨，主治肾阴不足，骨蒸劳热，腰痛，骨痿等；三棱味苦，性平，破血，行气，消积止痛；莪术能行气破血，消积止痛，用于癥瘕痞块，瘀血经闭，食积胀痛等；水蛭味苦、咸，性平，能破血逐瘀，通经消癥，主治血瘀经闭，癥瘕痞块等症；山楂味酸、甘，性微温，入脾、胃、肝经，有消食健胃、活血化瘀之功能，对肉积痰饮、痞满吞酸、小儿乳食停滞等，均有疗效；茵陈味苦、辛，性微寒，归脾、胃、肝、胆经，清湿热，退黄疸，用于黄疸尿少、湿疮瘙痒、传染性黄疸型肝炎；佛手味辛、苦、酸，性温，归肝、脾、肺经，能疏肝理气，和胃止痛，用于肝胃气滞，胸胁胀痛，胃脘痞满，食少呕吐；泽兰味苦、辛，性微温，活血化瘀，行水消肿；鸡内金味甘，性寒，归脾、胃、小肠、膀胱经，消食健胃助消化，可以促进胃液分泌，提高胃酸度及消化力，使胃运动功能明显增强，胃排空加快；郁金味辛、苦，性寒，归肝、心、肺经，活血止痛，行气解郁，清心凉血，利胆退黄；蒲黄味甘、微辛，性平，归肝、心、脾经，止血，祛瘀，利尿；五灵脂味甘，性温，活血散瘀；溪黄草味苦，性寒，具有清热利湿、退黄祛湿、凉血散瘀的功效，用于治疗急性黄疸型肝炎、急性胆囊炎等病症；鳖甲归肝、肾经，能滋阴潜阳，软坚散结，退热除蒸，用于阴虚发热，劳热骨蒸，癥瘕等；枸杞子味甘，性平，归肝、肾、肺经，养肝，滋肾，润肺，主治肝肾亏虚，头晕目眩，目视不清，腰膝酸软等；连翘味苦，性微寒，清热解毒，散结消肿。

 清热化痰，活血化瘀，破血消癥治脂肪肝

赵某，男，50 岁。2010 年 3 月 12 日初诊。主诉：右上腹胀痛半年。患者半年前出现右上腹隐痛症状，逐渐加重。B 超示：脂肪肝。近 1 个月右上腹胀痛明显，遂来我处求治。患者体胖，动则汗出，肢体困重，时有头昏，纳少，食后腹胀，右上腹胀痛呈持续性，舌暗有瘀斑，苔黄腻，脉滑数。辨证：患者平素饮食不节，体胖,损伤脾胃,脾运呆滞,致痰浊内盛,故见肢体困重,食后腹胀,痰瘀湿浊流窜脉内,发为高脂血症,痰瘀湿浊积于肝内,则发为脂肪肝。综合四诊所得,证属痰瘀痹阻。西医诊断:脂肪肝。治宜清热化痰,活血化瘀,破血消癥。方用自拟降脂汤。

处方:龟板 15g,三棱 10g,莪术 10g,水蛭 5g,山楂 15g,茵陈 15g,佛手 15g,泽兰 15g,鸡内金 15g,郁金 15g,蒲黄 10g,五灵脂 10g,溪黄草 20g,鳖甲 30g,枸杞子 30g,连翘 30g。

水煎服,每日 1 剂,早晚分服,每次 100ml。

连续用药 20 剂,症状逐渐消失,数月后体检,脂肪肝较前明显减轻。

按:脂肪肝属于中医之痰证、瘀证,由于患者平素饮食不节,嗜食肥甘厚腻之品,损伤脾胃,致脾胃运化失司,痰瘀湿浊流窜脉内,闭阻经脉所致。治宜化痰清热,活血化瘀,化积消癥。

臌胀(肝硬化腹水)

处方:自拟利水平臌汤。厚朴 15g,木香 15g,太子参 20g,茯苓 20g,苍术 15g,枳壳 20g,大腹皮 20g,丹参 30g,冬瓜皮 20g,佩兰 15g,砂仁 10g,藿香 15g,香附 15g,陈皮 20g,通草 10g,三棱 10g,莪术 10g,石韦 15g,灯芯草 10g,竹叶 10g。

水煎服,每日 1 剂,早晚分服,每次 100ml。

主症:腹大胀满,两胁胀痛,食少纳呆。

方解:厚朴味苦、辛,性温,归脾、胃、大肠经,行气消积,燥湿除满,降逆平喘;木香味辛、苦,性温,行气止痛,调中导滞,主治胸胁胀满,脘腹胀痛,呕吐泄泻等;太子参味甘、微苦,性微温,入心、脾、肺经,补益脾肺,益气生津;茯苓味甘、淡,性平,具有利水渗湿、益脾和胃、宁心安神之功用;苍术味辛、苦,性温,归脾、胃、肝经,燥湿健脾,祛风散寒,用于脘腹胀满,泄泻水肿等;枳壳味苦、辛、酸,性温,归脾、胃经,理气宽中,行滞消胀,用于胸胁气滞,胀满疼痛,食积不化,痰饮内停等;大腹皮味辛,性微温,归脾、胃、大肠、小肠经,下气宽中,行水消肿,用于湿阻气滞,胸腹胀闷,大便不爽,水肿,脚气,小便不利;丹参味苦,性微温,入心、肝经,活血调经,祛瘀止痛,凉血消痈,清心除烦,养血安神;冬瓜皮味甘,性微寒,归肺、脾、小肠经,清热利水,消肿,主治水肿,小便不利,泄泻等;佩兰味辛,性平,入脾、胃经,清暑,辟秽,化湿,治湿邪内蕴,脘痞不饥,口甘苔腻等;砂仁味辛,性温,归脾、胃、肾经,化湿开胃,温脾止泻,用于湿浊中阻,脘痞不饥,脾胃虚寒,呕吐泄泻等;藿香能芳香化湿,和胃止呕,主治湿阻中焦之脘腹痞闷,食欲不振,呕吐,泄泻等;香附味辛、微苦、甘,性平,入肝、三焦经,理气解郁,调经止痛,用于肝郁气滞,胸、胁、脘腹胀痛,消化不良等;陈皮味辛、苦,性温,入脾、胃、肺经,理气健脾,调中,燥湿,化痰,主治脾胃气滞之脘腹胀满或疼痛、消化不良,湿浊阻中之胸闷腹胀、纳呆便溏,痰湿壅肺之咳嗽气喘等;通草味甘、淡,性微寒,入肺、胃经,清热利水,通乳,主治淋证涩痛,小便不利,水肿,黄疸,湿温病等;三棱味苦,性平,破血,行气,消积止痛,与莪术相配伍,用于癥瘕痞块,瘀血经闭,食积胀痛;石韦味苦,性平,入肺、膀胱经,利水通淋,清肺泻热。灯芯草味甘、淡,性微寒,归心、肺、小肠经,清心降火,利尿通淋;竹叶味甘、淡,性寒,入心、肺、胆、胃经,清热除烦,生津利尿。

 清利湿热,理气化瘀,健脾和胃治臌胀

陈某,男,56岁。2009年10月18日初诊。主诉:腹胀、胁痛1年,加重2个月。患者患丙肝10余年,1年前始见胃部不舒,腹胀,胁痛,检查发现肝功能损害,2个月前上述症状加重,于西医院诊治,予以注射干扰素3个月未见明显效果,遂前来求诊。症见:腹胀如鼓,胁肋胀痛,纳差,口干,尿黄,大便调,舌暗红,苔黄腻,脉弦滑。检查肝功能:谷丙转氨酶52U/L,谷草转氨酶68U/L,总胆红素18.9μmol/L,白蛋白23.6g/L。B超示:肝硬化,胆囊炎,脾肿大,腹水。辨证:患者感染丙肝10余年,反复发作,肝胆疏泄功能失常,致黄疸、癥积、臌胀并见,属难治之疾。患者经B超检查确诊腹水外,尤以脘腹、胁肋胀痛为主,表明气滞、水湿、瘀毒互结;肝、脾、肾功能俱损。证属:湿阻气滞血瘀之臌胀。治宜清利湿热,理气化瘀,健脾和胃。方用自拟利水平臌汤。

处方:厚朴15g,木香15g,太子参20g,茯苓20g,苍术15g,枳壳20g,大腹皮20g,丹参30g,冬瓜皮20g,佩兰15g,砂仁10g,藿香15g,香附15g,陈皮20g,通草10g,三棱10g,莪术10g,石韦15g,灯芯草10g,竹叶10g。

10剂,水煎服,每日1剂,早晚分服,每次100ml。

二诊:诸证减轻,纳眠差,在此方基础上调治半年余,病情稳定。

按:臌胀是以腹部胀大如鼓,皮色萎黄,脉络暴露为特征的病症。致病原因有因于情志郁结,气失条达,肝脾受伤者;有因于饮食不节,嗜酒过度,脾胃受伤,运化失职者;有因虫积或其他传染病,损伤肝脾,阻碍气血者。病变多在肝、脾、肾三脏,而且互相影响,以致气血、水浊淤积腹内,故腹部日渐胀大而成臌胀。如患者头面四肢消瘦,只腹部胀大的,称为"单腹臌";因其形状类似蜘蛛,故又称"蜘蛛臌"。临床当辨清病因病性,辨证论治,方可获效。

肝 癌

 疏肝理气,消癥散结治肝癌

梁某,女,50岁。主诉:肝区胀痛半个月。患者肝炎病史10年,近半个月出现肝区隐痛,逐渐加重,肝脏进行性肿大。1989年1月15日,经肿瘤医院检查结果示:肝右肋下5cm、剑突下6cm,质硬,肝表面有结节感。甲胎蛋白阳性。同位素扫描提示:肝右叶占位性病变。时诊断为肝癌。1月30日来我院门诊就诊。症见:肝区疼痛,口干,咽痛,舌暗有瘀斑、瘀点,苔薄黄,脉弦。辨证:肝郁气血凝滞,聚而为肿块。治宜疏肝理气,消癥散结。

处方:柴胡20g,川楝子10g,郁金15g,乌药15g,白芍20g,黄精30g,蒲黄15g,五灵脂15g,没药15g,桃仁15g,川芎15g,当归15g,牡丹皮15g,卷柏15g,三棱15g,莪术15g,延胡索15g,半枝莲15g,土茯苓30g,甘草10g。

水煎服,每日1剂,早晚分服,每次100ml。

服药后症状明显减轻,遂续方服用2个月。

二诊:患者诉时感乏力,去蒲黄、五灵脂、没药,增加补气之力,加入黄芪30g,党参30g,炒白术20g。遂长期服用。

1990年10月复查:肝脏缩小,剑突下可触及4.1cm。甲胎蛋白阳性。同位素扫描:占位性改变缩小。且患者全身情况尚可,饮食见好。

又经服药半年后再复查:未见明显占位性病变。

按:本病辨病辨证准确,本方主要适用于肝癌无手术及肝脏移植条件者,具有疏肝理气,消癥散结的功效。对于久病者,用药须平稳、全面,在疏肝行气的基础上,散结解毒,破血消癥。川楝子苦寒有毒,常用剂量不超过9g,可根据病情需要适量增减。

疲劳综合征（神经亏损）

案 平补心脾肾，益气养血治疲劳综合征

黄某，女，45岁，教师。主诉：持续性疲乏无力5年。患者5年前过劳出现疲乏无力，休息后可缓解，伴少气懒言，纳少便溏，行经时间长至8天，各项检查未见异常，未予重视，自视为休息不好造成。经年后疲乏无力持续出现，甚为苦恼，影响正常生活和工作，遂来诊。症见：面色萎黄，神疲乏力，休息后不缓解，气短懒言，心悸，失眠，腰酸耳鸣，舌淡，苔薄，脉细无力。病来食少，月经量少，色淡、质稀。辨证：心脾肾虚损，气血阴阳失衡。治宜平补心脾肾，益气养血。

处方：龙眼肉20g，葛根30g，黄精30g，枸杞子30g，牡蛎20g，益智仁20g，肉桂15g，芡实15g，山药15g，莲子15g，太子参20g，熟地黄30g，牛膝20g，肉苁蓉20g，锁阳15g，巴戟天15g，杜仲20g，川芎15g，羌活15g，山茱萸20g。

10剂，水煎服，每日1剂，早晚分服，每次100ml。

二诊：服药后上述症状均有减轻，舌脉同前。续方25剂。

三诊：疲乏消失，精神、饮食恢复正常。调处方人参养荣汤合六味地黄丸加减。

处方：黄芪20g，党参20g，茯苓15g，白术15g，生地黄15g，白芍15g，五味子20g，远志10g，山茱萸15g，牡丹皮10g，山药10g，炙甘草5g。

水煎服，每日1剂，早晚分服，每次100ml。

本方旨在益气养血，健脾温肾。连续调理3个月，使诸证逐渐消失，精力充沛。

按：慢性疲劳综合征是以慢性或反复发作、以极度疲劳为突出表现，以常伴有低热、记忆力或注意力下降、咽痛、淋巴结触痛、肌肉痛、关节痛、头痛、失眠和精神障碍等非特异性表现为主的临床综合征，属于中医"懈怠""脏躁""虚劳""虚损""百合病"等范畴，本案适用于倦怠困乏、心跳气短、食少便溏、精神萎靡者。劳心耗血，心失所养而心悸失眠，头晕。脾虚不运，乏力气短，如水湿内停，出现头身困重，多寐，脘闷纳呆，便溏。正如《脾胃论》曰："少气，不足以息，倦怠乏力，默默不语，寝不寐，食不知味，恶热，动则烦扰。""精血同源""肾为腰之府""膝为

筋之会"，肾藏精，主骨、生髓、充脑，开窍于耳及二阴。若血虚不能化精，肾虚而骨失所养，则易出现腰膝酸软，行走无力。故组方从脾、心、肾虚为根本，重在补益气血，使脾气得复，心血得养，肾阴得滋。

慢 性 肾 炎

案 健脾温阳，清利活血治慢性肾炎

李某，男，43岁。1987年8月6日初诊。主诉：双下肢浮肿10余年，曾在外院确诊为慢性肾炎。去年4月开始，因劳累而反复出现面部浮肿。来诊时症见：慢性病面容，双下肢浮肿，腰痛，头晕目眩，偶有心慌，耳鸣，每月遗精，脘腹胀闷，食少便溏，乏力嗜睡，舌暗，苔薄黄，脉沉细。检查尿常规：尿蛋白（＋＋），白细胞（＋＋），颗粒管型（＋＋），余项无异常。辨证：脾肾阳虚，失于统摄，水湿内停，气虚血瘀。本病久病入络宜通，故治宜健脾温阳，清利活血。

处方：黄芪30g，淫羊藿20g，炙附子10g，何首乌10g，乌梅15g，续断10g，牛膝10g，连翘30g，桑白皮15g，芡实15g，茯苓15g，金樱子15g，红花10g，鱼腥草30g，白花蛇舌草30g，翠衣15g，车前子20g，蝉蜕5g，石韦15g，白茅根30g，益母草30g。

水煎服，每日1剂，早晚分服，每次100ml。

加减服用8个月，服药后，下肢浮肿明显减轻，小便正常，饮食转佳，舌淡，苔薄白，脉沉。复查尿常规示：尿蛋白（＋），颗粒管型（－），余项正常值范围。至1989年随访，尿常规各指标在正常值范围。

按：本例主方用于久病脾肾阳虚之肾炎、浮肿、尿蛋白增多者。运用益气温阳之法将少量活血化瘀药，如红花、牛膝之类，与益气温阳药物，如黄芪、淫羊藿、炙附子、金樱子、续断等相配伍，以补气药推动活血行瘀之力，且稍加补涩之金樱子，清热之鱼腥草、白花蛇舌草，使瘀血消，则气血运行如常，湿去无浊，利湿而不伤阴，清热而不伤阳。

案 温肾健脾行水治慢性肾炎

张某，男，47岁。1989年10月12日初诊。患者水肿近2年，经在外院就诊行检查后诊断为慢性肾炎。经年见全身浮肿时重时轻,面色淡黄。来诊时症见:全身浮肿,面黄,精神倦怠,腹胀畏寒肢冷,腰膝酸软,食少便稀,舌淡,有齿痕,苔白,脉沉细。尿常规示:尿蛋白(＋＋＋),白细胞(＋),红细胞15个/HP,颗粒管型(＋＋)。辨证:肾阳虚弱,水邪内停。治宜温肾健脾行水。

处方:黄芪30g,白术20g,淫羊藿20g,炙附子10g,何首乌10g,乌梅15g,续断10g,牛膝10g,杜仲15g,菟丝子15g,金樱子15g,猪苓15g,茯苓15g,甘草10g。

15剂,水煎服,每日1剂,早晚分服,每次100ml。

11月15日二诊:浮肿、腹胀明显减轻,四肢稍温,舌淡有齿痕,苔白,脉细。原方加入肉桂20g,服用15剂。

12月2日三诊:浮肿腹胀明显消失,舌淡,有齿痕,苔薄,脉弦。尿常规示尿蛋白(＋),续方1个月。

1年后随访,未复发。

按:《中藏经》云:"肾者,人之本也。肾气壮则水还于海,肾气虚则水散于皮。"《素问·至真要大论》云:"诸湿肿满,皆属于脾。"脾肾共同调节水液代谢,肾为水脏,司开阖,有肾阴肾阳之别,本例属于肾阳虚,重在温阳行气利水,脾肾并补,直中病机,收效甚佳。现代研究,黄芪具有改善肾功能、利尿消肿、除蛋白的作用。在辨证准确的基础上,可"异病同治"。

139

痛风（尿酸增高）

案 祛湿止痛,退热清痹,活血通络治痛风

鲁某,男,43岁,无业。2004年6月30日来诊。主诉:左足跟部肿痛反复发作3个月,加重1天。4个月前无明显诱因出现左足跟部肿痛,于外院查血尿酸值(不详)后诊断为痛风,未予重视。3天前因聚会畅饮啤酒,半夜左足跟部疼痛难忍,口渴,烦躁。于某医院急诊就诊,体温38.2℃,血尿酸780μmol/L,对症处置后缓解。来诊时症见:左足踝部红肿疼痛,活动受限,烦躁不安,渴不多饮。查体:红肿处皮温稍高,触痛明显,无破溃,舌红,苔黄腻,脉弦滑数。起病以来小便短赤,大便干。辨证:湿热之邪侵袭关节,闭阻经脉,气机不利,血运不畅所致痹

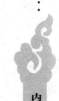

阻疼痛。治宜祛湿止痛,退热清痹,活血通络。

处方:萆薢30g,土茯苓50g,泽泻20g,黄柏30g,当归30g,赤芍30g,红花30g,丹参30g,牛膝50g,地龙30g,炮穿山甲15g,川芎15g,通草10g,石韦15g,甘草10g。

7剂,水煎服,每日1剂,早晚分服,每次100ml。另予少量冰片置入布袋中外敷以清热消肿。

二诊:服药后左足踝部红肿、疼痛缓解,嘱再服7剂后复查血尿酸值。外用同前。

三诊:来诊时复查:血尿酸371μmol/L。足踝处无红肿,偶有疼痛。去炮穿山甲、赤芍、川芎、丹参活血及泽泻、石韦祛湿消肿之品,加黄芪15g,白芍15g,薏苡仁20g,半夏15g,威灵仙15g,玄参10g,以健脾行湿、退热。7剂,用法同前。不再用冰片袋外敷。

四诊:基本可以正常行走,服药期间未有发作,嘱上方继服半个月,勿食肥甘厚味及海鲜、啤酒等高嘌呤食物。

按:痛风属于中医之"历节",该病名始见于《金匮要略·中风历节病》"疼痛如掣""历节痛,不可屈伸",风寒湿邪侵入累及关节所致。另有《格致余论·痛风》云:"彼痛风者,大率因血受热已自沸腾,其后或涉冷水,或立湿地,或扇取凉,或卧当风,寒凉外抟,热血得寒注浊凝涩,所以作痛;夜则痛甚,行于阴也。"本案湿热蕴结,注于下焦,久则络脉瘀滞,气血不畅,加入红花、牛膝、当归、地龙、炮穿山甲等活血通络之品,而在后期巩固治疗中,从脾之根本着手之外,去部分活血通络药,加少量玄参清热凉血。

石淋(肾、尿路结石)

案 清热利湿,化石排石,行气活血治石淋

赵某,男,30岁。2005年7月12日来诊,主诉:剧烈腰痛2小时。予查尿常规示:尿潜血阳性。查肾、双输尿管彩超示:左侧输尿管上段有一个0.6cm×0.7cm大小的增强光团,后方伴声影。初步诊为左输尿管结石。既往有腰部隐痛史。症见:腰痛,蜷卧体位,小便黄而频数,左肾叩击痛,舌红,苔黄腻,脉数。因

疼痛剧烈，暂予654-2解痉止痛。疼痛缓解后，予中药清热利湿，化石排石，行气活血治疗。辨证：患者体质壮实，平素嗜食酒醇及肥甘厚味，湿热内蕴，聚于下焦，煎熬水液成石。治宜清热利湿，化石排石，行气调血。

处方：海金沙50g，金钱草60g，石韦50g，瞿麦50g，鸡内金30g，滑石50g，三棱50g，莪术30g，黄柏30g，炮穿山甲50g，牡丹皮50g，陈皮50g，路路通50g，栀子50g，益母草50g。

共为细末，水丸如梧桐子大，日服3次，分20天口服。服药期间多饮水，多活动。

上方服完结石排出，腰痛完全消失，舌红，苔黄，脉细。复查彩超：肾、输尿管、膀胱均无结石影。改服处方以益气补肾。

处方：党参30g，淫羊藿20g，茯苓10g，白术15g，熟地黄20g，山茱萸15g，山药15g，鸡内金15g，甘草10g。

7剂，水煎服，每日1剂，每日3次，每次100ml。

按：输尿管结石嵌顿常可引起肾积水，如结石较大、病程久，则导致肾功能不同程度地受到损害，因此自行排出有困难者，邪实正气不虚者，通过清热通淋排石法可取得疗效，而对于体弱者，效果往往难以显效，而需要温阳补肾之法推动结石向下排出。方中鸡内金、金钱草、石韦、瞿麦等溶石消石；滑石、黄柏、栀子、牡丹皮清热利尿；莪术、三棱、炮穿山甲、路路通活血通窍止痛；配伍金钱草、石韦、瞿麦、滑石、益母草等清热利尿、通淋，加大利尿量；配伍陈皮、牡丹皮行气活血，利于结石排出。在结石排出后，攻邪后扶正，适当予益气补肾之品。

案 行气止痛，活血化瘀，利尿排石治石淋

蒋某，男，40岁。2003年5月9日来诊。主诉：左侧腰痛1个月。患者1个月前劳累后左侧腰痛，轻则隐痛，可忍受，重则剧痛难忍不能活动，于当地医院行双肾、膀胱、输尿管彩超示：左肾盏可见一个强光团，大小0.5cm×0.4cm，后方伴声影。服止痛药后暂时缓解，今来就诊欲行中药排石治疗，查尿常规示：潜血阳性；左侧肾区压痛，叩击痛阳性，舌暗，苔黄腻，边有瘀点，脉弦有力。辨证：过劳气耗，气血运行失常，血瘀阻滞，瘀血互结，煎熬津液，沉渣成石，腰络不通而痛。治宜行气止痛，活血化瘀，利尿排石。

处方：陈皮20g，桃仁15g，枳壳20g，路路通20g，三棱15g，莪术15g，炮穿山甲20g，海金沙30g，金钱草20g，石韦30g，瞿麦15g，鸡内金30g，滑石15g，牛膝15g，牡丹皮15g，益母草15g。

10剂，水煎服，每日1剂，早晚分服，每次100ml。嘱多喝水，多活动。

服药第6剂时患者感觉疼痛增加，并且放射至下腹部及会阴部，来就诊时予

阿托品肌内注射,疼痛缓解至可忍受程度。继服中药至第9剂,患者自述排尿时见有结石排出。继继服完余下中药,未再出现疼痛。复查彩超示:未见泌尿系结石。尿常规亦无异常。

按:解决结石问题的基本思路是先溶石变小,再利用利水下行之力将结石"运出"体外。方中海金沙、金钱草、石韦、瞿麦、鸡内金、滑石等通淋、消石排石药重用,再配合莪术、三棱、桃仁等活血化瘀药物,添陈皮、枳壳、牛膝等行气活血之品,使清热、行气、活血并行,可起到溶解结石、引石下行等效果。另外,多饮水,在一定程度上也起到"增液行舟"之用,有利于结石稳妥下行。

小儿夜尿症(5～15岁)

案 健脾升阳,温肾止遗治小儿夜尿症

关某,男,8岁,小学生。2003年10月8日初诊。主诉:夜间遗尿2年。患儿平素身体健康,无受惊吓史,2年前出现睡中遗尿,每夜2～3次,尿后醒来方知遗尿,于多家医院就诊,均未控制。尿常规、双肾、膀胱、脊柱、肾功能、血糖等检查,均未见异常。来诊时症见:面色㿠白,神疲乏力,纳差,四肢欠温,智力正常,舌淡,苔薄嫩,脉细。辨证:脾肾气虚,膀胱约束无力。治宜健脾升阳,温肾止遗。

处方:白术10g,山药15g,升麻10g,益智仁15g,覆盆子15g,石韦10g,牡蛎15g,淫羊藿10g,肉桂5g,甘草5g。

7剂,水煎服,每日1剂,早晚分服,每次100ml。嘱夜里定时叫醒小孩,在其清醒的状态下排尿,逐渐建立反射。

二诊:服药期间夜间遗尿次数减少至2次,四肢温,乏力,稀便,舌淡红,苔薄白,脉细。原方去石韦,加茯苓10g,党参20g,补骨脂15g,桑螵蛸15g,龙骨10g,以健脾固涩。10剂,服法同前。

三诊:服药10剂后复诊,见患儿夜间遗尿仅出现1次,精神状态良好,食欲可,续方10剂。服法同前,嘱无异常可不用再来诊。

按:遗尿症祖国医学早有记载,《灵枢·九针论》云:"膀胱不约为遗溺",《诸病源候论·遗尿候》云:"遗尿者,此由膀胱虚冷,不能约于水故也。"说明了遗尿

与膀胱固摄密切相关。肾与膀胱相表里,膀胱气化功能有赖于肾阳温煦,若下元虚寒,肾气不足,不能温养膀胱,膀胱气化功能失调,闭藏失职,不能制约水道,则发生遗尿。小儿夜间遗尿,多见于素体虚弱者,其先天不足为主;而平素健康的小儿,后天的喂食不当,脾失健运是引起该病的重要原因之一。脾属中土,性喜燥恶湿而能制水。方中补骨脂、益智仁、淫羊藿、升麻补肾升阳;肉桂引火归原;覆盆子滋补肾阴。二诊时加桑螵蛸、龙骨,与原方牡蛎温肾阳且固涩缩尿;加党参、茯苓,与原方山药、白术、炙甘草加强健脾益气之效。为防止过于温燥,与少量石韦调和,使其余热从尿而出;茯苓交通心肾,止便数,共奏健脾升阳、温肾止遗之功。

糖尿病(期)肾功能异常

养阴生津,益气健脾治糖尿病

刘某,男,58岁。2005年7月5日初诊。主诉:2型糖尿病13年,口渴多饮,四肢麻凉4个月。13年前于单位体检发现血糖升高,空腹血糖7.5mmol/L,未重视。5年前胃炎发作住院期间血糖值高,开始口服降糖药控制血糖,空腹血糖控制在8~10mmol/L水平,未出现严重并发症。4个月前出现口渴多饮症状加重,下肢轻度浮肿,怕冷,偶有麻木。于某医院就诊,诊为糖尿病肾病Ⅲ期。使用胰岛素及保护肾功能药物,病情缓解,近1周因劳累加重病情,症见:口渴多饮,四肢凉,下肢无浮肿,无腹水,腰脊酸痛,神疲纳呆,便溏,舌淡胖大,有齿痕,边有瘀点,苔薄白,脉沉细。检查:空腹血糖9.1mmol/L,尿常规:尿蛋白阳性。微量白蛋白和肌酐比值36。辨证:久病气阴两虚,损及脾肾,脾肾阳气不足,温煦失常,阴寒偏盛,腰酸肢冷;阳气不足,开阖不利,水液内停,泛溢肌肤。治宜养阴生津,益气健脾,辅以活血行瘀。

处方:葛根30g,天花粉30g,生地黄20g,荔枝15g,黄芪30g,白术15g,茯苓20g,山药30g,玄参20g,牡丹皮15g,枸杞子30g,何首乌15g,山茱萸20g,水蛭10g,甘草10g。

7剂,水煎服,每日1剂,早晚分服,每次100ml。嘱口服降糖药按原来剂量服用,注意控制饮食及适当活动锻炼。

二诊：口渴减轻，四肢凉同前，舌胖大有齿痕，苔薄白，脉沉细。在原方上加补骨脂20g，淡附片10g，干姜8g，以温经散寒。10剂，用法同前。

三诊：口渴、四肢凉均减轻，大便成形，仍乏力，加党参20g，以补益中气。15剂，用法同前。

四诊：患者病情稳定，舌淡红，苔薄白，脉沉细。空腹血糖5.9mmol/L。复查尿微量蛋白和肌酐比值18。予处方巩固治疗。

处方：生地黄20g，玄参15g，知母10g，葛根20g，茯苓10g，白芍10g，白术10g，黄芪15g，淡附片10g，牛膝10g，补骨脂15g，鸡血藤10g，炙甘草5g。

本方养阴生津，温阳健脾。服用1个月巩固疗效。

按：糖尿病发展到糖尿病肾病的过程，气阴两虚，络脉瘀滞；阴损及阳，脾肾虚衰，肾络瘀阻；肾络瘀结，肾体劳衰，肾用失司，浊毒内停，时五脏气血阴阳将衰败不复。本案属于脾肾虚损，瘀血不甚，尚可补益脾肾调整气血阴阳。叶天士《临证指南医案》指出"大凡经主气，络主血，久病血瘀""初为气结在经，久则血伤入络"，而糖尿病肾病一般病程较长，在辨证治疗的过程中常加用水蛭、鸡血藤、玄参、牛膝等行血活血药物以防止久病入络瘀留。二诊中淡附片上能助阳通脉，暖脾阳以健运，下能补肾阳以壮命门之火，与干姜相须为用。本主方适用于口渴欲饮、饥饿消瘦、血糖升高之糖尿病者。辨证时，口渴较甚者，予重用生地黄、玄参；糖尿病合并高血压者，加天麻、夏枯草、茺蔚子、决明子等。

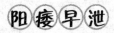

阳痿早泄

疏肝养血，补肾壮阳，破血行瘀治阳痿早泄

金某，男，32岁，工人。主诉：阳痿6个月。结婚3年，平素有手淫史。来诊时症见：头晕耳鸣，偶有梦遗，两胁胀痛，偶有刺痛，失眠，舌红，苔薄白，脉弦涩。查肝胆彩超未见异常。辨证：纵欲日久及肾，暗耗阴精，导致肾阴亏虚；情志不畅，精神抑郁，久郁与阴亏，宗筋失养，瘀阻脉络而痿。治宜疏肝养血，补肾壮阳，破血行瘀。

处方：柴胡10g，香附10g，王不留行10g，当归15g，白芍20g，蛇床子15g，熟地黄30g，川续断15g，牛膝15g，红花10g，锁阳15g，淫羊藿15g，五味子10g，龙骨 20g,牡蛎 20g,蜈蚣 2 条,地龙 10g,蚕蛹 15g,水蛭 5g。

7 剂,水煎服,每日 1 剂,早晚分服,每次 100ml。

二诊:自诉症状改善,查舌脉同前,效不更方,上方继服 14 剂,如病情不好转,可来复诊。

三诊:1 个月后,患者来诊,诉已基本正常。方用逍遥散加减以疏肝行瘀,补肾填精。

处方:柴胡 20g,白芍 20g,赤芍 15g,茯苓 15g,当归 12g,桃仁 15g,红花 15g,肉桂 10g,熟地黄 20g,山茱萸 15g,枸杞子 15g,淫羊藿 20g,菟丝子 15g,甘草 10g。

20 剂,水煎服,每日 1 剂,早晚分服,每次 100ml。服完阳事可举,可停服。

按:本案主要适用于肝肾精亏日久致瘀,宗筋失养之阳痿不举、早泄,伴腰酸腿软、头晕、胁痛者。本案加入蜈蚣、水蛭、地龙之活血通脉力强之品,并非已形成瘀血证候,田老师认为,无论有无血瘀证,都需加入少许活血之品,因久病入络,脉道血行失畅。同时,在治疗上用熟地黄、淫羊藿、锁阳补肾助阳,填精充髓,以五味子、白芍等养阴之品,使"阳得阴助,生化无穷"。

痒 疹

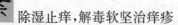

案 除湿止痒,解毒软坚治痒疹

李某,女,48 岁。主诉:四肢丘疹反复发作,伴瘙痒 2 年。患者 2 年前无明显诱因出现上、下肢丘疹,按之硬,伴见瘙痒,曾多次他院就诊为结节性痒疹,行脱敏治疗均无效(具体药物不详)。来诊时症见:四肢散在分布大小不等的结节,褐色,可见搔抓痕,少数已苔藓样变,舌暗,苔薄白,脉弦。辨证:患者久居湿地(住 1 层),平素蕴热,外感风毒,浸淫于肌肤。治宜除湿止痒,解毒软坚。

处方:荆芥 15g,地肤子 30g,蝉蜕 15g,白鲜皮 15g,防风 20g,麻黄 5g,连翘 30g,皂角刺 10g,红花 15g,厚朴 10g,槟榔 10g,全蝎 10g,赤小豆 30g,海螵蛸 15g,夏枯草 15g。

7 剂,水煎服,每日 1 剂,早晚分服,每次 100ml。

二诊:服药后,瘙痒减轻,舌脉同前。解毒散结,养血止痒,原方加莪术 15g,

内科杂病验案妙方

鸡血藤 15g,白芍 10g。10 剂,用法同前。

三诊:服药 10 剂后,瘙痒明显减轻,硬结部分消退,舌淡红,苔薄白,脉弦。原方加地龙 20g 以通络。继服 7 剂。服药后硬结明显消退,遗留色沉。

按:本案主方适用于全身奇痒、疹连成片的痒疹者,对结节较重者,需重用软坚散结之药,兼配伍行气通络之品。全蝎、皂角刺、连翘、赤小豆等散结通络,与荆芥、地肤子、蝉蜕、白鲜皮、防风等祛风、除湿止痒相配合,共奏除湿止痒、解毒软坚之效。当瘙痒减轻之时,适当加入养血之鸡血藤、白芍润肤止痒。当辨证与虫证相关,亦需加入百部、龙胆草、苦参以杀虫止痒。

荨麻疹

案 祛风止痒,清解内外治荨麻疹

车某,女,19 岁。1988 年 7 月 28 日来诊。主诉:皮肤瘙痒 1 周。患者 1 周前跑步后汗出吹电扇,第 2 天早起自觉皮肤瘙痒,搔抓后呈片状红斑,不搔抓暂时消失后再起,反复已有 4 天,自觉瘙痒难忍,来诊时症见:全身散在分布大小不等的不规则红色风团,部分抓痕结痂,病来食欲不振,二便正常,舌红,苔薄白,脉滑数。辨证:平素体内蕴热,汗出后腠理疏松,热与风相搏而发于皮肤,致瘙痒红斑。治宜祛风止痒,清解内外。

处方:独活 10g,荆芥 15g,防风 10g,蝉蜕 15g,皂角刺 10g,金银花 30g,薄荷 10g,白鲜皮 15g,地肤子 30g,连翘 30g,赤小豆 30g,麻黄 5g。

7 剂,水煎服,每日 1 剂,早晚分服,每次 100ml。另用马齿苋 50g 水煎 200ml 睡前外用擦洗。

二诊:瘙痒及皮损明显减轻,舌淡,苔白,脉实有力。原方加生地黄 15g,润肤止痒。继服 10 剂而愈。

按:荨麻疹是较常见的过敏性皮肤病,中医称之为"风瘖瘰",其临床表现与中医的"瘾疹"相似,多因肌肤有湿,复感风寒或风热之邪结聚而成,急性发作如本案患者。食用鱼虾等腥荤动风食物或先天禀赋不受或药物过敏所致,初见为实证居多,风热相合且相互转化,治以祛风为主,清热为辅。本主方为麻黄连翘赤小豆汤加减,主要适用风热型荨麻疹,腰部及全身起扁平疙瘩者。方中荆芥、防风、地肤子、蝉蜕、薄荷、金银花祛皮里膜外之风,且薄荷、蝉蜕可清肌表之热,稍加麻黄、赤小豆缓和清热之性,尚可解热毒。以马齿苋外用,与白鲜皮可表里双解。如热重,常见便秘,则需考虑清热通便药味的加减使用。

 益气养血,祛风止痒治荨麻疹

李某,男,28岁。主诉:全身皮肤瘙痒风团反复发作2年。患者2年前因夏日进食火锅之后冷水浴而皮肤瘙痒,时轻时重,时隐时现,重时瘙痒明显,经外院治疗(具体治疗不详),多数反复再发,遇冷加重,时感乏力,活动易汗出。来诊时症见:全身皮疹红斑,瘙痒,触之略高于皮肤,病来自觉乏力,小便正常,大便稀,睡眠可,舌淡红,苔薄白,脉细。辨证:脾气虚,初次感寒后外邪久留不去,日久气血亏虚渐深。治宜益气养血,祛风止痒。

处方:当归20g,白芍20g,黄芪15g,白术20g,荆芥15g,防风10g,蝉蜕15g,金银花30g,薄荷10g,白鲜皮15g,地肤子30g,麻黄15g,杏仁10g,桂枝10g,甘草10g。

7剂,水煎服,每日1剂,早晚分服,每次100ml。

二诊:服药7剂后,瘙痒减轻,续方10剂。

三诊:服药10剂后,风团基本消退,未再起,睡眠稍差,乏力症状亦有好转,舌淡红,苔薄白,脉细。原方去薄荷、防风,加炒酸枣仁20g。7剂,用法同前。服药后痊愈。

按:本案患者受凉后触发,后每遇寒加重,气虚卫外不固,病程日久气血俱虚,治宜益气扶正,养血祛风,兼散寒。方中黄芪、白术、防风益气固表,当归、白芍、白术、荆芥、蝉蜕、白鲜皮、地肤子共奏养血祛风止痒;麻黄、桂枝散寒通络。如血虚明显,可再加入熟地黄、鸡血藤之类。

湿 疹

 清热利湿,凉血止痒治湿疹

李某,女,50岁。1998年3月18日来诊。主诉:全身瘙痒1周。患者1周前右上肢出现小红疹,瘙痒明显,搔抓后皮疹面积扩大,伴有流水,质稀。昨天皮疹突然泛发至全身,灼热瘙痒。患者平素心烦急躁,口干渴,喜冷饮,小便色黄,大便每日 1 次,睡眠不实。症见:上肢红疹处溃破渗出,部分结痂,色黄,边缘有红晕,全身多处散在分布点片状红斑及抓痕,舌红,苔黄腻,脉弦。辨证属于湿热内蕴,发于肌肤。治宜清热利湿,凉血止痒。

处方:龙胆草 15g,蚤休 20g,黄芩 10g,栀子 10g,牡丹皮 15g,生地黄 30g,白鲜皮 30g,地肤子 30g,苦参 15g,蛇床子 30g,丹参 20g,蒺藜 10g,茯苓 20g,泽泻 15g,当归 15g,荆芥 15g,苍术 15g。

7 剂,水煎服,每日 1 剂,早晚分服,每次 100ml。

二诊:服用 7 剂后,全身皮疹瘙痒减轻,但破溃处瘙痒较他处明显,并且渗出明显,基底色红,舌质淡,苔薄黄,脉弦。证属湿重于热,方中清热利湿药力足已,故加生白术 15g,党参 15g,以健脾利湿。10 剂,每日 1 剂,水煎服。

三诊:破溃处干燥结痂,遗留轻度色沉。继服 3 剂。

按:本案主方主要用于全身丘疹奇痒、对称或下肢为重,湿热并重者,湿热内蕴,外感邪气,内外相搏,充于腠理,浸淫肌肤而发。该方清热利湿之力较集中,虽药后湿尚重于热,不能一味祛湿,而改投健脾祛湿之法,以防湿邪留滞,导致或加重气血阻滞。为促进局部的血液循环,可采用外治法与内服药结合治疗。

案 清热利湿,凉血解毒治湿疹

林某,男,48 岁。2000 年 2 月 27 日来诊。主诉:全身瘙痒丘疹反复发作 3 年。患者 3 年前无明显诱因出现全身泛发丘疹,色红,瘙痒明显,搔抓后糜烂,有渗出液,时轻时重,影响睡眠质量,曾于多家医院就诊,予强的松等激素类药物治疗,效果不佳。来诊时症见:全身散在红色斑丘疹,部分皮损处见皮肤增厚、粗糙改变,部分融合成片,有抓痕,部分糜烂渗出,轻度肿胀,口渴心烦,小便黄,偶有便秘,舌红,苔黄腻,脉数。辨证:湿热内蕴,热重于湿。治宜清热利湿,凉血解毒。

处方:龙胆草 15g,蚤休 20g,黄芩 10g,栀子 10g,牡丹皮 15g,生地黄 30g,地肤子 30g,蛇床子 30g,丹参 20g,苦参 15g,茯苓 20g,泽泻 15g,荆芥 15g,水牛角 20g。

7 剂,水煎服,每日 1 剂,早晚分服,每次 100ml。

黄柏 50g,苦参 20g。煎水后外洗患处并湿敷。

二诊:服药 7 天后,渗出及红肿减轻,加入少量通便药物,火麻仁 15g,郁李仁 15g。继服 10 剂,水煎服,每日 1 剂。续用外用药。

三诊:渗出减少,红肿明显减轻,未有新起斑丘疹,服药期间大便通畅,继服 7 剂。

四诊:服药后皮疹明显消退,大便基本通畅,每日 1 次,舌淡红,苔薄黄,脉细。口服方加入少许养血药,白芍 20g,鸡血藤 15g,当归 15g。14 剂,每日 1 剂。再服用 1 个月后随诊,增厚处皮损已经较前变薄。

按:湿疹治疗不当多致久治不愈,本案患者湿热内蕴,注重清利而不清宣,清热除湿并重,标本兼治;而对于增厚的皮损,多用养血润燥之法。如湿热重,脾气未虚,不可过用健脾温燥之药,如苍术、草豆蔻、陈皮之类,以防辛温燥烈,助其热而难解。方中用牡丹皮、生地黄可防邪入血分,且生地黄可凉血滋阴。

牛皮癣(银屑病)

案 滋阴养血润燥,祛风活血止痒治牛皮癣

蔡某,男,57 岁。2001 年 4 月 8 日来诊。主诉:头部皮疹 2 年。患者 4 年前自觉头部触及少许斑块,搔抓可见鳞屑,未予重视,日久逐渐增多成片状,四肢躯干也可见少许皮疹,时轻时重。来诊时症见:头部银白色鳞屑,全身散在分布米粒至硬币大小不等的皮损,多层鳞屑覆盖,色红,舌淡,苔白,脉沉。辨证:血虚风燥,风湿浸淫,肌肤失养。治宜滋阴养血润燥,祛风活血止痒。

口服方:乌梢蛇 30g,荆芥 15g,蝉蜕 15g,白鲜皮 20g,苦参 20g,红花 20g,升麻 15g,防风 30g,生地黄 15g,知母 15g,黄柏 20g,川芎 15g,赤芍 15g,当归 15g,亚麻子 20g,苍术 15g,蒺藜 10g,甘草 15g,土茯苓 50g。

7 剂,水煎服,每日 1 剂,早晚分服,每次 100ml。

外用方:大风子 15g,木鳖子 15g,白芷 30g,明矾 20g,地肤子 50g,土茯苓 50g,黄柏 30g,苦参 30g。

7 剂,1 剂洗 4 次,每日熏洗 2 次。内服与外用治疗并进。

二诊:用药 7 剂后,全身皮损处鳞屑减少,但仍瘙痒,口服方去苍术,加入鸡血藤 20g,苦参 15g,以养血止痒。继服 10 剂,外用药同前。

三诊:服药 10 剂后,全身皮损及鳞屑明显减少,瘙痒减轻,续方 10 剂。

四诊:服药后头部尚有少许皮损,四肢和躯干皮疹明显消退,遗留色素斑。续方 14 剂,皮疹基本消退。

按:本案患者病程稍长,慢性期较少出现新产生的皮损。本案口服方适用于

血虚风燥,风湿浸淫,肌肤失养之白疕者。方中当归、亚麻子、生地黄、知母、黄柏、鸡血藤等养血润燥;苦参、赤芍、川芎、红花等活血;乌梢蛇、蝉蜕、荆芥、白鲜皮祛风止痒。而外用药物的使用,避免了其他含汞制剂大面积使用导致的中毒或过敏现象,起到积极内外兼治的治疗效果。

小儿湿疹(3～10岁)

案 健脾化湿,行气消食治小儿湿疹

耿某,男,9个月。2001年8月29日来诊。家属以"全身红疹,伴瘙痒2周"为代诉。患儿2周前头部出现红疹,未予重视,2天后逐渐扩散到躯干,部分出现清稀渗出,发热汗出后瘙痒明显,患儿烦躁易哭。因1周前就诊治疗效果不理想,遂寻求中医治疗。来诊时症见:面部潮红,头面、躯干多处可见粟粒样大小丘疹、水疱,部分片状融合,部分糜烂渗出明显,色红,舌红,苔腻,脉细。辨证:小儿后天脾胃运化虚弱,内生湿邪,乳食积滞,久而郁热,湿热蕴蒸于肌肤。治宜健脾化湿,行气消食。

处方:苍术10g,白术10g,陈皮10g,茯苓15g,马齿苋10g,炒麦芽15g,滑石10g,赤小豆15g,连翘15g,甘草5g。

5剂,水煎服,每日1剂,早晚分服,每次50ml。

二诊:服药5剂后,皮损破溃渗出处干燥,瘙痒明显减轻,原方加白鲜皮10g以养血止痒,继继服用5剂。

服药后皮损渐消,无瘙痒,正常入睡。皮损基本痊愈,嘱家属注意保持患儿肌肤干爽。

按:本主方适用于全身或下腹湿疹、奇痒、搔破出黄水者。患儿尚小,皮肤娇嫩,乳食或禀赋母体血热,湿热蕴蒸于肌肤,始现皮肤发红瘙痒。如热盛,则原方需加入金银花、竹叶、车前子等以提高清热利湿解毒之功。本案患儿脾虚湿盛,方用白术、茯苓、苍术、麦芽健脾消食,理气导滞;滑石、甘草清热利湿;马齿苋、连翘散结解毒而止痒,配合陈皮理气行滞使湿热得解。因主要与饮食有关,故暂不予外用药物治疗。

脱　发

案 滋补肝肾，养血生发治脱发

刘某，男，34 岁。2004 年 10 月 17 日来诊。主诉：脱发 2 个月。患者 2 个月前劳累后出现头发片状脱落，无瘙痒，最初认为洗发水问题，后经改用仍脱发，1个月前，先后购买两种生发药物外用，效果不明显，前来就诊。来诊时症见：头顶散在可见片状脱发区，头皮光亮，舌淡红，苔薄白，脉沉细。病来腰膝酸软，偶有遗精，失眠，小便清长，大便正常。辨证：肝肾亏虚，血虚无以养发而脱落。治宜滋补肝肾，养血生发。

处方：生地黄 20g，熟地黄 30g，当归 20g，侧柏叶 15g，黑芝麻 30g，何首乌20g，墨旱莲 20g，桑葚子 20g，升麻 15g，五味子 10g。

14 剂，水煎服，每日 1 剂，早晚分服，每次 100ml。

治疗期间随证加减治疗，如失眠心悸，原方加入合欢皮 15g，夜交藤 15g，炒酸枣仁 20g，以养血安神；纳差时，加入山楂、麦芽、白扁豆、白术、黄芪等消食健脾之药；便秘者加火麻仁、郁李仁等；加减用方 3 个月后，头发大部分已经长出。

按："发为血之余""发为肾之外候"皆说明发的荣润有赖于血的滋养，又与肾中精气盛衰密切相关，故脱发多属血虚不能上荣，或肝肾亏虚，本案患者偏于后者，故予熟地黄、黑芝麻、何首乌、墨旱莲补益肝肾，填精益髓；生地黄、桑葚子、五味子滋阴养血；侧柏叶凉血止痒；升麻引药上达巅顶，药到病所。本案处方可用于肝肾不足之脱发及须发早白。

尖锐湿疣

案 清热解毒，化浊利湿治尖锐湿疣

梁某，女，30岁，已婚。1989年4月20日来诊。主诉：肛门、会阴瘙痒半月余。患者述曾有不洁性交史，最初肛门起疹，瘙痒，后发展到会阴，可见针头大小淡红色丘疹，自用高锰酸钾外洗未见好转，且见皮疹增多，故来诊。来诊时症见：肛门及会阴可见黄豆大小赘生物，皮疹融合叠起，表面潮湿，轻度糜烂，渗出恶臭的分泌物，舌红，苔黄腻，脉弦滑。辨证：房事不洁，污浊之邪进入营血，与内伏湿热相搏，湿热邪毒壅滞，下注于肛门、会阴。治宜清热解毒，化浊利湿。

处方：土茯苓50g，黄连10g，黄柏15g，山慈菇15g，虎杖15g，穿山甲10g，百部30g，败酱草20g，大青叶30g，桃仁10g，牛膝10g，白芍15g，赤芍15g，赤小豆30g，白术15g，甘草10g。

10剂，水煎服，每日1剂，早晚分服，每次100ml。

外用枯矾、蛇床子、五味子干粉外涂患处，以收湿敛疮。

二诊：自述瘙痒减轻，会阴处皮损明显消退，表面趋于干燥，无恶臭，舌脉同前，续方30剂。外用药同前。

三诊：皮损基本消退，无瘙痒，无恶臭。嘱上方续用1个月，间日口服。后随诊，未有复发。

按：尖锐湿疣中医称之为"臊疣"或"臊瘊"，是目前国内发病率仅次于淋病的常见病。尖锐湿疣皮损的基本特征是柔软的肉状赘生物，形态大小多种多样，可以是细小的沙粒状、丝状，也可以是较大的鸡冠花状，甚至是巨大的菜花状，常伴有不同程度的瘙痒。部分大和巨大的尖锐湿疣可转变为恶性肿瘤。中医认为尖锐湿疣主要是由于性生活或外阴不洁，感受湿热淫毒之邪而成，治疗原则主要是清热解毒，化湿散结。吴忠贤自制的花根除疣汤，以清热解毒、泻火利水、杀虫止痒为法，另有以清热利湿、解毒杀虫、收湿止痒为法制成金钱草合湿疹散。西医认为本病的发生尤其与外周血细胞免疫力降低有关。

田老师在本案中使用的口服方主要适用以会阴部为主的尖锐湿疣。黄连、黄柏、虎杖清热燥湿止痒；百部杀虫止痒；土茯苓、黄柏、山慈菇、穿山甲、败酱草、

大青叶等解毒祛湿、透脓；桃仁、牛膝、白芍、赤芍等活血而散结，外用明矾、蛇床子、五味子收湿，杀虫敛疮；内服外用共同排毒祛邪，促进复合，防止复发。

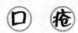

口 疮

 养阴清热，燥湿健脾治口疮

许某，女，49岁，教师。主诉：口腔溃疡反复发作4年。患者4年前未进食辛辣，于月经来潮后出现口腔溃疡，后每逢秋季反复出现，至2周方收口愈合。来诊时症见：口腔壁、舌体可见两处溃疡，口干，饮水不多，舌淡红，苔黄腻，脉细数。病来胃脘嘈杂，心烦，多食，小便黄，大便正常。辨证：阴虚胃热，湿邪内蕴。治宜养阴清热，燥湿健脾。

处方：生石膏30g，珍珠母20g，白芷10g，薏苡仁30g，竹叶10g，草河车20g，藿香15g，肉桂5g，乌梅10g，女贞子15g，黄柏15g，黄连5g，知母10g，黄芩15g，牡丹皮15g，甘草10g。

7剂，水煎服，每日1剂，早晚分服，每次100ml。嘱禁食辛辣食物。

二诊：溃疡疼痛减轻，口干有所改善，舌淡红，少津，苔薄黄，脉细。原方去黄连、草河车，加生地黄20g，玄参15g，以养阴生津。10剂，服法同前。

三诊：溃疡愈合，予养阴、健脾、疏肝。

处方：柴胡20g，枳壳15g，知母15g，黄柏10g，生地黄20g，玄参20g，白芍15g，竹叶10g，薏苡仁20g，白术15g，甘草10g。

7剂，水煎服，每日1剂，早晚分服，每次100ml。

按：对于反复发作的口腔溃疡，脾主运化，肝主疏泄，除了清胃火、滋阴之外，还需燥湿健脾或疏泄肝经，本案主方主要用于心、胃火上炎，灼伤阴液之口腔内、舌及牙龈溃疡。方中竹叶、黄芩、石膏清上焦之火，黄连清中焦之火，知母、黄柏清下焦之火。女贞子补益肝肾，清虚热，与牡丹皮同用，主治阴虚内热；乌梅敛肺，生津，用于虚热口干口渴，《本草求真》言："乌梅酸涩而温。似有类于木瓜。但此入肺则收……口渴可止。"脾喜燥恶湿，稍加藿香、草河车行气燥湿以助脾健运。白芷、珍珠母收湿敛疮，促进愈合。如反复发作后，病机由虚转实，则须重用益气养阴之类。

眼球结膜炎（红眼病）

案 解毒退翳，疏风泻热治眼球结膜炎

詹某，女，13岁。1992年10月7日来诊。主诉：双眼红痛3天。患者3天前有与患红眼病表妹接触，夜间双眼自觉有异物感，灼热，第二天双眼红痛，视物昏花，眵多，晨起时尤为明显，故来诊。查体：双眼睑轻度红肿，球结膜中度充血，角膜附大量脓性分泌物，舌红，苔黄，脉滑数。病来怕热畏光，烦躁，大便偏干。辨证：肺脾实热，复感时风邪毒，上攻于目。治宜解毒退翳，疏风泻热。

处方：金银花15g，连翘30g，鱼腥草30g，焦栀子10g，茯苓15g，茵陈15g，薏苡仁30g，防风10g，白芷10g，地肤子30g，乌梢蛇15g，密蒙花15g，谷精草20g。

4剂，水煎服，每日1剂，早晚分服，每次100ml。红霉素软膏外用。

服药3剂后，眼睑肿痛消失，眼球结膜无充血，来诊，嘱继服完中药。

按：眼结膜暴露于眼球表面，可直接感染病菌或病毒，中医根据临床症状分为"天行赤眼""暴风客热"等，俗称"红眼病"，其由风邪热毒外袭，上攻于眼，侵犯白睛。本案主方主要适用于眼球结膜充血，视物发花者。密蒙花清热泻火、退翳，用于目赤肿痛，多泪羞明，视物昏花等。谷精草善疏散头面风热，明目退翳，用治风热上攻所致目赤肿痛、羞明多泪、眼生翳膜者。如伴大便秘结甚者，需加芒硝、枳实、大黄等泻热通腑。

淋巴结结核（淋巴腺炎）

案 清热解毒，解郁通络治淋巴结结核

于某，女，8岁。2002年3月19日来诊。主诉：双耳下及颈后、颈后淋巴结

肿痛3天。症见：双耳后淋巴结肿大，大小约3cm×2.5cm，皮色稍红，皮温偏高，推之可移，表面光滑，触痛阳性，纳食少，心烦郁闷，舌红，苔薄黄，脉弦。体温38℃。辨证：肝脾久郁积热，气机不畅，痰气与热毒交结于颈。治宜清热解毒，解郁通络。

处方：蒲公英20g，紫花地丁20g，金银花20g，白花蛇舌草20g，生地黄15g，土茯苓50g，玄参15g，连翘30g，鳖甲30g，川芎15g，柴胡20g，香附10g，紫苏梗15g，白芍15g，栀子10g，青蒿15g，地龙15g，乌梢蛇30g，甘草10g。

7剂，水煎服，每日1剂，早晚分服，每次100ml。

二诊：服药后疼痛减轻，体温正常，舌红，苔黄，脉弦，原方加胆南星20g，浙贝母20g，牡蛎15g，黄芩10g，以散结止痛。10剂，服法同前。

三诊：疼痛明显减轻，结节较前减小，无红肿，食欲可，继服上方加黄芪10g，以补气助气行。10剂。

四诊：症状同前，舌淡红，苔薄白，脉弦滑。予内消瘰疬丸加减。

处方：龙骨20g，牡蛎20g，浙贝母20g，连翘10g，夏枯草10g，胆南星15g，玄参10g，紫苏梗20g，黄芪20g，白术20g，麦芽15g，神曲15g，甘草10g。

本方行气散结，健脾益气。10剂。

按：中医学称大小不等的颈部感染性核块，小者为瘰，大者为疬，相当于西医的淋巴结结核。本案处方主要适用于全身淋巴结肿大或面部肿大伴发热者。情志不畅，肝气郁结，影响脾胃运化，痰热内生；或因肺肾阴虚，灼伤津液为痰，结聚于颈，初期痰气郁结，至后期热毒炽盛，腐肉成脓，则脓水淋漓，故须巩固疗效，使用益气健脾之药而禁燥热之品。如辨证属肝胆火热明显者，需加入清泻肝胆之火的龙胆草、黄芩、牡丹皮；脾胃虚弱明显者，加太子参、生白术、砂仁、山药等。

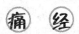

痛　经

益气活血，暖宫止痛治痛经

肖某，女，30岁。1994年11月8日来诊。主诉：经行腹痛5余年。患者自述生产后未得到充分休息，月经来潮时先后不定期，且经行腹痛，色黑有块，乏力，四肢欠温，疼痛剧烈时曾用索米痛片（去痛片）、哌替啶（杜冷丁）等治疗，经期

疼痛未减,用药后效果不理想。来诊时症见:四肢凉,怕冷,语声低,舌质暗,苔薄白,脉沉。病来乏力,经量少,二便正常,睡眠尚可。辨证:产后恢复不全,气虚血瘀寒凝。治宜益气活血,暖宫止痛。

处方:太子参30g,黄芪15g,白芍30g,当归15g,川芎15g,桃仁10g,牡丹皮10g,小茴香10g,桂枝10g,炮姜10g,吴茱萸10g,半夏10g,延胡索15g。

15剂,水煎服,每日1剂,早晚分服,每次100ml。

二诊:患者服药后,月经尚未来潮,述双乳房偶有胀痛,舌暗,苔薄白,脉沉弦,原方加柴胡20g,香附10g,以疏肝理气止痛。续方15剂。

三诊:乳房胀痛减少,舌暗,苔薄白,脉弦,原方改桂枝为肉桂15g,以温经散寒。服药1个月后,月经来潮,疼痛不明显。

按:产后多虚多瘀,加之感受寒邪,久延不愈,损伤脾肾之阳,终致气虚血瘀兼寒凝。方中以太子参、黄芪、半夏健脾益胃;桃红四物汤加减活血行瘀;小茴香、炮姜、桂枝或肉桂、炮姜等温经通络,助阳散寒;延胡索行气止痛,用于一切痛证。本案主方主要用于气虚血瘀寒凝之痛经者(包括青春期原发性痛经)。

案 李某,女,24岁。2006年3月27日来诊。主诉:经行小腹疼痛2年。患者既往月经先期,周期基本正常,量少,色红,有血块,多数在经行第2天开始下腹剧痛,第3天之后稍缓解。上次月经3月15日,经行时头晕乏力,气短,失眠,纳差。就诊时舌脉:舌淡,舌尖红,苔薄白,脉细数。辨证:心脾气血亏虚,清阳上升不及,心神失养,气虚而血瘀。治宜益气健脾,养心安神。

处方:太子参30g,黄芪15g,白术15g,当归15g,桃仁15g,茯神20g,炒酸枣仁20g,木香15g,白芍15g,合欢皮15g,夜交藤15g,建曲10g,麦芽15g,甘草10g。

15剂,水煎服,每日1剂,早晚分服,每次100ml。

经过治疗,于4月16日月经来潮,量适中,色偏暗,无大血块,食欲好转,舌淡红,边有瘀点,脉弦细。继服原方15剂。

按:本案在补气养血的基础上加入少许活血行气之当归、桃仁、木香,不可过用温燥;建曲、麦芽健脾助运;茯神、合欢皮、夜交藤、炒酸枣仁养血安神。瘀滞去,气血充,心神安。患者来潮初始气血亏虚致瘀,随着月经来潮,瘀血去而疼痛较前缓解。

崩　漏

案 行气疏肝,凉血止崩治崩漏

许某,女,34岁。2004年7月6日来诊。主诉:月经先后不定期,经行日久6个月。患者诉1年前行人工流产手术,月经正常来潮4个周期,后出现月经量多,色紫有血块,经血淋漓不止达14天左右,曾用黄体酮治疗,月经来潮时仍然淋漓不止,色紫,量多如前。就诊时为距离上次月经来潮第一天已经17天,症见:胸胁胀满,大便时干,舌红,苔薄黄,脉弦,病来夜间烦躁难眠。病来脾气急暴易怒。辨证:肝郁气滞,瘀久化热,血热迫血妄行。证属肝经郁热气滞证。治宜行气疏肝,凉血止崩。

处方:柴胡10g,白芍30g,茯苓20g,薄荷15g,栀子炭15g,牡丹皮15g,升麻炭20g,鸡冠花30g,仙鹤草30g,益母草15g,当归15g,甘草15g。

10剂,水煎服,每日1剂,早晚分服,每次100ml。

二诊:服上方10剂后,月经尚未来潮,近日食欲不佳,胸胁胀满有所缓解,夜间睡眠尚可,舌红,苔薄白,脉弦。原方基础上加山药15g,麦芽15g,健脾消食。7剂,每日1剂,水煎服。服3剂药时,月经来潮,行经7天,色红,量适中。

三诊:继服4剂后,再次来诊,自觉胸胁胀闷明显好转,继服前方半个月。后随访,月经基本按期来潮,色稍暗,量适中,行经7天。

按:本案主方适用于崩漏,经血不止,伴胸闷胀痛,腹痛隐隐者。患者月经周期不规则,量多,有血块,舌红,苔薄黄,脉弦等是肝郁有热之证;胸胁胀痛,心烦易怒乃肝郁气滞,火扰心神所致。方中柴胡、白芍、薄荷等行气疏肝;牡丹皮、栀子炭、升麻炭、仙鹤草等清热凉血止崩;酌加当归、鸡冠花行血防瘀。瘀血化,新血生,崩漏止。当瘀血日久不解,冲任失调,选用生化汤加减(如川芎、红花、益母草、没药等)以活血散瘀,温经养血。

闭　经

健脾补肾,散瘀调经治闭经

曹某,女,19岁。2003年10月3日来诊。主诉:经闭3个月。患者平素月经色红,质稀,量适中,自7月开始月经不来潮,眼睑浮肿,乏力易困,怕冷。于外院行雌激素治疗(具体药物不详),效果不佳,月经未能正常来潮。来诊时症见:神疲乏力,眼睑虚浮,小腹无胀痛,白带稀且多,小便清,大便稀溏,舌淡,苔白滑,边有瘀斑瘀点,脉虚涩。辨证:先天脾肾不足,或后天失养,气阳两虚;或脾虚易内生湿邪,湿性黏滞,络脉不通,冲任失调,精血蓄溢失常,终致气虚血瘀。治宜健脾补肾,散瘀调经。

处方:枸杞子30g,山茱萸20g,肉桂10g,香附15g,牛膝20g,乌药15g,山药15g,当归15g,川芎15g,熟地黄30g,白芍30g,赤芍15g,红花15g,通草10g,益母草15g。

10剂,水煎服,每日1剂,早晚分服,每次100ml。

二诊:月经未来潮,食欲增加,大便成形,余症同前,舌淡红,边有瘀点,脉细涩。续方10剂。

患者服药6剂时,于20日月经来潮,色红,有血块少许,腹痛可忍受。嘱经后继服辨证中药方调理2个月。后随访,每月月经如期来潮。

按:本方可用于闭经,周身不适,心烦意乱者。脾气虚,故见乏力;气虚日久而及肾,肾主水,阳虚温化不及,水液泛溢,阳气不能达四末,故见眼睑浮肿,怕冷或四肢不温;水湿下注而带白质稀。久虚血瘀,舌脉与该症相符。《金匮要略》曰"脾气衰则鹜溏,胃气衰则身肿。少阳脉卑,少阴脉细,男子则小便不利,妇人则经水不通"。本案患者除了健脾补肾之外,稍加黄芪、益母草、通草以补气利湿退肿,集调经退肿之药于一方中。香附调气行滞,在气血充盛之余使经水通畅,为妇科调经之要药。

养阴清胃,疏肝调经治闭经

孔某,女,30岁。主诉:经闭5个月。患者平素月经先期,又因换工作环境后月经逐渐稀少,偶见血块,有时需要依靠药物方可经来,体重渐长,食欲尚可,5个月增加 7.5kg。来诊时症见:面色红,心烦急躁,大便干,舌红,苔薄白,脉细数。辨证:平素肝郁胃热日久,化燥伤津,津血同源,血源失盈,经水难以如期而至,故见经闭,心烦急躁。治宜养阴清胃,疏肝调经。

处方:生地黄 20g,玄参 20g,知母 15g,黄柏 15g,当归 15g,麦冬 15g,香附 15g,路路通 15g,桃仁 15g,红花 5g,柴胡 20g,白芍 15g,石斛 15g,甘草 5g。

7 剂,水煎服,每日 1 剂,早晚分服,每次 100ml。

二诊:服用上药 7 剂后,月经未来潮,头痛,心烦,大便成形,舌红,苔薄白,脉细弦。上方加川芎 15g,天麻 15g,以平肝行气止痛。继服 10 剂。

三诊:月经来潮 1 天,小腹痛,色红,质稀,量少,舌淡红,苔薄白,脉细弦。上方加栀子 10g,延胡索 10g,以清利三焦,行气止痛。续方 15 剂。

按:阳明胃经为多血多气之府,其充盛则经水得以按时下,本案中应用养阴生津之生地黄、玄参、知母、麦冬、石斛等养其源;疏肝以行气,条畅气机,配以香附、柴胡行气宽胸。桃仁、红花、路路通活血调经。二诊时川芎与白芍、天麻相配伍,柔肝阴,止头痛;从肝胃两脏论治,治疗过程的长短,因人而异,仍需分清寒热虚实。

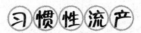

习惯性流产

案 补肾助阳,益气固胎治习惯性流产

萧某,女,28 岁。主诉:习惯性流产。患者 25 岁结婚,平素月经周期正常,量少,因初次怀孕劳累导致流产后,先后再次孕周不到 3 个月流产,此次孕 2 个月始行保胎治疗,为求中西医结合保胎治疗,故来诊。症见:阴道无出血,无腹痛,小腹偶坠胀,食欲尚可,腰酸乏力,怕冷,舌淡红,苔薄白,脉滑无力。辨证:脾肾阳虚,气弱不固,阳虚失养,胎动欲堕。治宜补肾助阳,益气固胎。

处方:熟地黄 30g,生地黄 15g,升麻 15g,仙茅 15g,杜仲 15g,山茱萸 15g,五味子 15g,川续断 15g,桑寄生 20g,枸杞子 30g,太子参 30g,白术 30g,炒扁豆 10g,山药 15g,白芍 20g,甘草 15g。

20 剂,水煎服,每日 1 剂,早晚分服,每次 100ml。

后随诊,服药期间未有先兆流产迹象,顺利生产。

按:处方主要适用于习惯性流产,全身乏力,腰膝酸软,怕冷的女性。朱丹溪《格致余论》言"血气虚损不足荣养,其胎自堕",此为虚,本案中的脾肾气虚、阳虚。而另外一原因就是热,正如其言"劳怒伤情,内火便动,亦能堕胎"。方中应用补益先、后天之品,运用"气能生血,气能行血"的理论,逐渐恢复其阴阳气血。如为已经存在阴道流血,胎已受损,仍需要以补气摄血为主。

乳腺增生

案 疏肝清热,散瘀止痛治乳腺增生

江某,女,32岁。主诉:出现左乳房结块3年,加重1周。患者平素经前乳房胀痛,4年前因外伤压及左乳上方疼痛,时感外伤所致,未行治疗。3年前自行检查触及肿块,肿块质硬。近1周来胀痛明显,连及两胁,月经量多。症见:左乳房外上象限处胀痛,皮温、皮色正常,可触及大小约2cm×2.5cm的2个肿块,质硬,边界不清,光滑,无粘连,推之活动度可,触痛阳性。病来饮食、睡眠正常,小便黄,大便偏干,舌红,苔黄,脉弦涩。辨证:平素肝气郁结,久郁化热,失于疏泄;或外伤致瘀,气血、络脉壅滞,不通则痛。治宜疏肝清热,散瘀止痛。

处方:柴胡15g,郁金15g,赤芍15g,香附10g,川楝子15g,木香15g,连翘30g,荔枝15g,王不留行15g,紫花地丁20g,桃仁10g,红花15g,川芎10g,卷柏15g,当归15g,通草10g。

7剂,水煎服,每日1剂,早晚分服,每次100ml。

二诊:服药后,肿块处疼痛缓解,月经量多但无血块,乏力,大便正常。舌脉同前。原方加党参20g,炒白术15g,以益气除疲。续方15剂。

三诊:左乳房肿块依然胀痛,神疲乏力。考虑肝郁日久及脾,予方中加入补气健脾之品,薏苡仁30g,山药20g,陈皮10g,紫苏梗15g。10剂。

后患者未来复诊,1个月后电话随诊,述自行服用本方1个月,已无疼痛,但仍可触及肿块。

按:本案主方适用于肝郁日久,瘀热交阻之乳腺增生,结节活动而触痛,伴心烦易怒、月经不调者。肝经循行乳房部位,冲脉起于胞中,上行胸中而散,肝气失

于疏泄，影响冲任，经前乳房胀痛，久则乳房结块成形。血和则肝和，血充则肝柔，故用柴胡、当归、郁金、香附养血疏肝；川楝子、紫花地丁等清肝经郁火；配以木香行其气；予桃仁、红花、王不留行、通草、卷柏、荔枝、连翘以达到活血散结、通络止痛的目的。

乳腺癌

 疏肝解郁，活血散瘀治乳腺癌

林某，女，52岁。主诉：发现左乳房肿块3个月。患者2001年无明显诱因发现左乳房外上象限处一个肿块，范围3cm×4cm，质硬，不痛，表面光滑，周围不规则，移动性差。在某医院检查诊断为乳房腺癌，建议行手术切除治疗。因患者本人不同意，要求服用中药治疗。来诊时症见：左臂胀痛，偶有麻木，肿块质硬不痛，精神、饮食尚可，舌淡红，苔薄，脉弦。辨证：肝气久郁，气滞血凝，经络阻塞，结滞于乳中所致。治宜疏肝解郁，活血散瘀。

处方：柴胡15g，赤芍15g，郁金15g，紫花地丁15g，卷柏15g，白花蛇舌草30g，三棱15g，莪术15g，川芎15g，半枝莲15g，土茯苓30g，牡蛎15g，昆布15g，鳖甲15g，木香15g，甘草15g，何首乌15g。

每日1剂，早晚分服，每次100ml，口服。

加减：酌加归脾丸、牛黄醒消丸等。患者连服1年，乳房肿块缩小，病情稳定。2年后随访，肿块未有增大。

按：乳腺癌属于"乳岩""乳石痈"等范畴。本案主方主要用于乳腺癌无手术机会或术后患者，证属肝气郁结，气滞血瘀，结滞于乳中。治疗以疏肝解郁、活血散瘀为其本，达到散结的目的。后期气血亏虚除了服用归脾丸，也可长期服用十全大补汤、当归补血汤加减方，可纠正全身衰弱状态，且疏肝解郁散结类的药物也需要继续服用，降低复发的可能性。

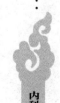

肺癌（肺热阴虚证）

案 养阴清肺化痰，散瘀解毒治肺癌

赵某，男，68岁。2000年初春咳嗽咳痰，发现痰中带血，予查胸片示：左肺门肿块，周围浅淋巴结未见肿大。痰液细胞学培养：腺癌。既往史：慢性支气管炎15年。因肺功能较差，手术和化疗的方法均不能耐受，于2000年3月前来就诊。来诊时症见：痰黄稠，痰中带血或血丝，呼吸气急，动则亦甚，舌光，有瘀点，苔薄，脉细数。证属：肺热阴虚兼血瘀证。治宜养阴清肺化痰，散瘀解毒。

处方：生地黄15g，沙参30g，玉竹20g，麦冬15g，百部15g，川贝母15g，地榆15g，栀子15g，鱼腥草15g，牡丹皮15g，露蜂房15g，羚羊角粉2g，砂仁10g，半枝莲15g，白花蛇舌草30g，卷柏15g。

10剂，水煎服，每日1剂，早晚分服，每次100ml。

二诊：痰中带血量少，咳泡沫样痰，易咳出，再予上方10剂。

三诊：咳血已明显减少，气急亦减轻，改露蜂房为20g，半枝莲20g，连服半年，后予补肺汤加减治疗。后随访，患者述再摄片时肺门肿块影明显减小。

按：该方适用于肺癌无手术机会或术后患者。本案患者既往有慢性支气管炎病史数十年，胸片出现肺门部阴影，对于位置固定，长期反复发作者，须警惕癌症的发生。该患者年迈，久病肺阴亏虚，虚热内生，痰、瘀、热交阻于肺，注重养阴清肺，以扶正为主，兼以白花蛇舌草、半枝莲、鱼腥草等抗癌中药以祛邪；地榆治"恶疮"，收敛止血，使诸证得解，肿瘤得以控制。后期改服补肺汤，适合用于后期调补肺肾，方中用党参、黄芪补益肺气；熟地黄、五味子滋阴补肾；桑白皮、紫菀下气消痰。

肺癌（湿聚痰凝证）

案 化痰散结，益气健脾治肺癌

华某，男，58岁。患者有慢性支气管炎，肺气肿病史10年。自1990年起气急加重，痰中带血。于肿瘤医院摄片发现左上肺阴影；痰液培养提示鳞癌细胞。诊断为原发性左上肺前段支气管肺癌。未有明显淋巴结转移。1991年3月来我院就诊。来诊时症见：气急，咳嗽，咳泡沫样痰，食少纳呆，舌淡紫，苔薄白，脉弦滑。先拟化痰散结，益气健脾治疗。

处方：浙贝母20g，桔梗15g，牡蛎15g，法半夏15g，陈皮15g，党参30g，黄芪30g，炒白术15g，茯苓15g，鱼腥草15g，牡丹皮15g，露蜂房15g，砂仁10g，半枝莲15g，白花蛇舌草30g。

服用2个月后，症状偏好转，偶有口干，潮热气短，动则喘甚，腰膝酸软，夜尿频多，舌红，有裂纹，脉弦数。此属肺阴亏耗，肾阳虚衰，肾不纳气，治宜养阴清肺，温肾健脾。

处方：党参30g，北沙参30g，麦冬15g，生地黄15g，石斛15g，夏枯草15g，牡蛎15g，鱼腥草15g，砂仁10g，半枝莲15g，白花蛇舌草30g，山茱萸20g，补骨脂15g，山药15g，淫羊藿15g，地龙10g。

上方服用1年，患者食欲好转，后肿瘤医院复查痰涂片，肿瘤细胞阴性。

按：本案患者初期病位在肺，予化痰散结，益气健脾，兼顾肺之宣降功能之外，亦顾护肺阴，症状改善，但随着病情变化，久病及肾，肾阳虚衰，肾不纳气，转而运用补益肺脾肾之法扶正培本。如患者胸背疼痛明显，可加葶苈子、延胡索、三七、乳香、没药等；咳血较甚者，酌加牡丹皮、白及、大蓟、小蓟、水牛角等。

163